Web動画付き

まゆみんが教える!!

骨盤底機能

Approach for Pelvic Floor Muscles Dysfunction

腰痛 骨盤帯疼痛や尿失禁に対する評価とアプローチ

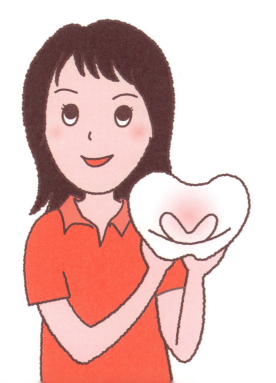

田舎中真由美 著
Mayumi Tayanaka

HUMAN PRESS

Approach for Pelvic Floor Muscle Dysfunction
(ISBN 978−4−908933−25−7　C3047)

By Mayumi Tayanaka

2019. 10. 6　1st ed

ⓒHuman Press, 2019
Printed and Bound in Japan

Human Press, Inc.
167−1 Kawakami−cho, Totsuka−ku, Yokohama, 244−0805, Japan
E−mail : info@human−press.jp

序　文

　筆者が現在の骨盤底機能障害に対する考え方に至るまでには，多くの先生方から学ばせていただいた．それまでは尿失禁症例に対して，骨盤底筋群の機能のみといった局所を評価するにとどまっていたが，「骨盤底機能障害であっても，問題のある局所だけでなく，全身をみること，逆に全身が局所にどう影響しているのかをみることによって，問題点を把握し，機能や能力を改善させることが大切である」と考える機会をもらったのが大きかった．

　文京学院大学の福井勉先生ならびに柿崎藤泰先生からは，今日の基本となる姿勢の見方，結果を出すことの重要性，理学療法の奥深さや楽しさを先生方の臨床を目の当たりにして学んだ．2003年，先生方と始めたポスチャー研究会で，はじめて大勢の参加者の前で骨盤底筋群の話をさせていただいた．事務局だけをするつもりが，「真由美ちゃんも話をしないとだめだよ」と，先生方に背中を押してもらったからこそ，今があると実感できる．

　また，福井先生には筆者が企画したオーストラリアでの骨盤底筋の第一人者Ruth Sapsford先生の研修会にもご一緒していただいた．その研修会では，福井先生を含め荒木茂先生（石川県立明和特別支援学校）にも率先して骨盤底筋の視診と触診評価にご協力をいただいた．当時の日本では，経腟触診は困難なことから下着を脱いで会陰部の視診と触診にとどめた．この会陰評価から現在に至るまでの約10年で，大きく時代が変わってきたように思う．現在は，泌尿器科や産婦人科の医師による指示のもと，骨盤底筋アプローチとして直接的評価を行う施設も出てきている．まだ，保険収載という課題は残るが，明らかに依然と違う風が吹き始めている．同時に近年では，メディアで骨盤底筋トレーニングが取り上げられるようになり，医療職だけでなく，一般の人にもようやく骨盤底筋群の重要性が広がり始めたように感じられる．

　この領域において筆者が初期に取り組んだのは，高齢者の尿失禁治療で，物理療法を用いたアプローチ，介護予防に対するものであった．その数年後，妊娠・出産を経験し，骨盤底筋の大切さを身もって痛感した．会陰切開による創の痛みやつれ，座ることが本当に辛かった．産後直後は，あまりの疲労感で骨盤底筋にまったく力が入らなかった．知識があったにもかかわらず，身体の変化に驚愕し，焦りを覚えた．骨盤底筋群および深部腹筋の機能低下，身体はどこまで回復するのだろうかと，

心配になった．これほどまでの損傷，機能低下が生じるにもかかわらず，産後のマイナートラブルは生命には直接かかわりのないこととされている．筆者は，この大きな身体変化後に，なんの運動指導やリハビリテーションもないままに，育児に追われて，誤った身体の使い方を繰り返すことで，この先年齢を重ねて尿失禁などの排泄症状だけでなく，腰痛症や変形性関節症を引き起こすのではないかと考えるようになった．尿失禁や骨盤臓器脱，腰痛症の症状が出てからではなく，もっと早期に予防ができないだろうか．そんな思いを感じていたところに，縁あって現在伺っている産婦人科医院で産後の1カ月健診として，お母さんの機能回復の状況を評価し，運動や日常生活動作の指導を実施するに至った．健診に入り始めた当初は，産後の機能健診であったが，今は妊娠中からも機能評価・治療をする人も増えるようになり，筆者が求める予防に少しずつ関わることができるようになってきている．

　今後は本書を通じて，骨盤底機能障害により引き起こされる運動器症状や排泄症状が出てからではなく，もっと早期に対応できるよう，ともにディスカッションできる他職種の仲間のつながりを増やしていきたいと考えている．筆者が勉強を始めた20年前には，ともに学ぶ仲間はいなかったが，今では学びたいと声をかけてもらうことも増えて，本当にうれしく思う．これからも，多くの先生方からいただいた学びを，一人でも多くの患者さんへ還元することを誓いたい．また，これまでの学びやつながりを，さらに他の人にもつなげていくことで，多くの人が笑顔で快適に過ごせるよう，人の役に立つことがうれしい限りである．

謝辞

　臨床の楽しさ，結果を出す重要性を教えてくださった文京学院大学の福井勉先生ならびに柿崎藤泰先生，本書のキャラクターデザインを快く引き受けてくれた同僚の磯あすか氏，モデルを引き受けてくれた府川道子氏，いつも温かく応援してくれた同僚の大田幸作氏，津田泰志氏，たくさんの刺激や学びをくれる石井美和子氏(Physiolink)，研究を快くサポートしてくれた仲貴子氏(帝京平成大学)，大きくステップアップする機会をくださった木野秀郷先生(木野産婦人科医院)，遠藤源樹先生(順天堂大学)，筆者が翻訳した「Reviving Your Sex Life After Childbirth」の著者 Kathe Wallace 氏に心より感謝申し上げる．

まゆみんが教える!! 骨盤底機能 ～腰痛・骨盤帯疼痛や尿失禁に対する評価とアプローチ
Approach for Pelvic Floor Muscles Dysfunction

目次

序 章

性別における骨盤底機能障害 ～あなたも経験しているかも!?

1. 女性に特有な骨盤底機能障害　1
2. 男性に特有な骨盤底機能障害　3
3. 男女に共通する骨盤底機能障害　3

● まゆみんの ワンポイント講座 ●

◆セラピストでも排尿自立指導料の算定がチームで可能!!　5
◆小児にみられる骨盤底機能障害　6

第Ⅰ章

骨盤底部の機能解剖 ～知っておくべき重要な知識!!

1. 骨盤の構造　7
2. 骨盤内臓器と骨盤底筋群　9
3. 骨盤底部に関係する神経支配　16
4. 骨盤底筋群と股関節周囲筋群　23
5. 下腹部と骨盤底筋群の連結　24

● まゆみんの ワンポイント講座 ●

◆骨盤底筋群は，なに筋なの!?　8
◆骨盤底部の層分類法について　16
◆高い生殖機能は骨盤内および骨盤底部の血液循環が重要　24
◆経腟分娩と自然分娩は，どう違うの?　27

第II章

骨盤底機能 〜からだの中で最も忙しい場所!?

1. 骨盤内臓器の支持機構　29
2. 正常な蓄尿・排尿のメカニズム　31
3. 尿禁制のメカニズム　33
4. 正常な排便のメカニズム　36
5. 骨盤底筋群の運動機能　38
6. 適切な腹圧のコントロール　45
7. 性的興奮時におけるメカニズム（生殖器・会陰・骨盤底部）の反応　47

● ま ゆ み ん の　ワンポイント講座 ●

◆膀胱への刺激物とは!?　33
◆飲みすぎたのに，吐いても尿をもらさないのはなぜ?　46

第III章

骨盤底機能障害の原因 〜謎を探ってみよう!!

1. 妊娠・出産が骨盤底筋群に与える影響　50
2. 便秘・排泄姿勢および習慣が骨盤底筋群に与える影響　54
3. 日常姿勢と腹腔内圧のコントロールが骨盤底筋群に与える影響　55
4. 仙腸関節痛の有無が骨盤底筋群に与える影響　59
5. 開腹術後が骨盤底筋群に与える影響　60
6. 加齢が骨盤底筋群に与える影響　61

● ま ゆ み ん の　ワンポイント講座 ●

◆肛門挙筋損傷と骨盤臓器脱の深い関係　54
◆尿失禁が人工股関節の手術により改善するってホント!?　56
◆肥満が骨盤底筋群に与える影響　58
◆まゆみんの調査報告と感想　62

第Ⅳ章

骨盤底機能障害の症状とガイドラインで推奨される アプローチ 〜まずはここから知ろう!!

1. 尿失禁のタイプ別とガイドラインにおける推奨アプローチ　65

2. 過活動膀胱の症状とガイドラインにおける推奨アプローチ　71

3. 骨盤臓器脱のタイプ別とガイドラインにおける推奨アプローチ　74

4. 便失禁のタイプ別とガイドラインにおける推奨アプローチ　78

5. 便秘症のタイプ別とガイドラインにおける推奨アプローチ　81

6. 運動器症状（腰痛，仙腸関節痛，尾骨痛）のガイドラインにおける 推奨アプローチ　84

第Ⅴ章

骨盤底機能障害に対する評価 〜まゆみんの実践講座①

1. カウンセリング（問診）における7つのポイント　87

2. 骨盤底機能障害で使える質問票　91

3. 適切な姿勢と問題な動作からわかる骨盤底機能障害　104

4. 骨盤底機能障害に関わる胸郭および腹部の評価　107

5. 骨盤底機能障害における重要な部位の機能評価　121

● まゆみんの ワンポイント講座 ●

◆排尿問題が引き起こす動作と排尿時痛との関係!?　89

◆腹筋運動が腹圧性尿失禁を引き起こす!?　90

◆股関節に問題がある場合は，腹部をみよう!!　109

◆腹直筋離開と片足立ちの関係!?　116

◆腹横筋の機能解剖と役割　120

◆骨盤底機能障害の会陰腱中心はどうなっているの?　125

◆腟から変な音がするのは，なぜ!?　127

◆武道などで学ぶ呼吸法は骨盤底筋群にどう影響するか?　130

◆産後の身体機能とうつの深い関係 139

第VI章

骨盤底機能障害に対するアプローチ ～まゆみんの実践講座②

1. 過緊張や短縮が生じているアウターユニットへのストレッチおよび
   筋・筋膜リリース 144
2. 脊柱・胸椎および股関節に対する可動性向上のエクササイズ 160
3. 適切で多様な呼吸パターンの獲得を目指したエクササイズ 169
4. インナーユニットに対するエクササイズ 169
5. 体幹を安定させて四肢を動かすエクササイズ 176
6. 体幹の動的な安定を目指したエクササイズ 177
7. 日常生活動作に対するエクササイズ 180
8. アプローチを行う際のリスク管理 184

● まゆみんの ワンポイント講座 ●

◆便失禁のリスク因子 158

◆骨盤底筋や股関節周囲筋に対する筋・筋膜リリース後に必要な仙骨の動き
（うなずき運動）159

◆評価やエクササイズにとっても便利！！―骨盤底筋付きペーパークラフト 173

◆円背の人に腹横筋のエクササイズはどう行うの？ 176

第VII章

主な症例に対するアプローチの実際 ～まゆみんの実践講座③

1. 恥骨痛ならびに子宮下垂を有する症例 187
2. 尿失禁を有する症例 191
3. 右股関節痛を有する症例 194

【付録:ホームエクササイズ・シート】

　本書のWeb動画サイトでは，下記のホームエクササイズ・シートを掲載しております．ぜひ，自宅でのトレーニングなどにご活用ください．

・骨盤底筋トレーニング
・リバースケーゲルエクササイズ
・体幹を安定させて四肢を動かすエクササイズ
・体幹の動的な安定を目指したエクササイズ
・日常生活動作に対するエクササイズ

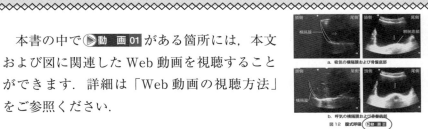

　本書の中で ▶動画01 がある箇所には，本文および図に関連したWeb動画を視聴することができます．詳細は「Web動画の視聴方法」をご参照ください．

Web 動画の視聴方法

本書では，専用サイトで各項目に関連した Web 動画を視聴できます．
PC（Windows/Macintosh），iPad/iPhone，Android 端末からご覧いただけます．以下の手順にて専用サイトにアクセスしてご覧ください．

利用手順

1 ヒューマン・プレスのホームページにアクセス

https://human-press.jp ［ヒューマン・プレス 検索］

2 ホームページ内の「Web 動画」バナーをクリック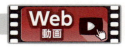

3 ユーザー登録

▶「ユーザー登録説明・利用同意」に同意していただき，お名前・メールアドレス・パスワードをご入力ください．

▶ ご入力後，登録いただきましたメールアドレスに「ユーザー登録のご確認」のメールが届きます．メール内の URL にアクセスしていただけると，ユーザー登録完了となります．

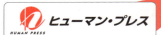 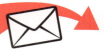

4 Web 動画を視聴する

▶ ご登録いただきましたメールアドレスとパスワードでログインしてください．

▶ ログインしていただくと「Web 動画付き書籍一覧」の画面となりますので，ご購入いただきました書籍の「動画閲覧ページへ」をクリックしてください．

▶ ID（ユーザー名）とパスワードは，巻末の「Web 付録」に記載されています．入力画面に ID（ユーザー名）とパスワードを入力し，「動画を閲覧する」をクリックすると，動画の目次が立ち上がりますので，項目を選んで視聴してください．

※ ID（ユーザー名）・パスワードにつきましては，1 度入力しますとログイン中のユーザー情報を使用履歴として保持いたしますので，別のユーザー情報でログインした場合には動画の閲覧はできなくなります．入力の際には十分ご注意ください．

※ Web 動画閲覧の際の通信料についてはユーザー負担となりますので，予めご了承ください（WiFi 環境を推奨いたします）．

※ 配信される動画およびホームエクササイズシートは予告なしに変更・修正が行われることがあります．また，予告なにしに配信を停止することもありますのでご了承ください．なお，動画およびホームエクササイズシートは書籍の付録のためユーザーサポートの対象外とさせていただいております．

序　章

性別における骨盤底機能障害
あなたも経験しているかも !?

1．女性に特有な骨盤底機能障害（表1）

　女性は，生涯のうちさまざまなライフイベントを通じて身体が変化をしていく．図1に男女における骨盤底機能障害が生じる年齢を示す．女性は少年期から月経が始まり，妊娠，出産，閉経を迎える．この過程は，ホルモンによる影響で身体的，また心理的にも大きな影響を与える．では，各期（幼年期〜高年期）において，どのような骨盤底機能障害が起こるのであろうか．
女性において，最も骨盤底機能障害を生じるきっかけは妊娠・出産である．まず，妊娠期では骨盤の緩みが生じることで，恥骨痛や仙腸関節痛などの骨盤帯疼痛が多く生じる．また，腹圧コントロールの問題が起こりやすく，尿失禁が生じる場合もある．

　次に出産直後から産褥期（妊娠前の身体に戻る期間：出産後6〜8週），またそれ以降では，①骨盤帯疼痛，②尿失禁，③骨盤臓器脱，④性機能障害（性行為の挿入困難や疼痛など）が起こる．骨盤帯疼痛および尿失禁は，分娩時による損傷の影響や骨盤の緩みにより生じる．分娩時の損傷が重度である場

表1　女性に起こりやすい骨盤底機能障害

①骨盤帯疼痛
②尿失禁（女性では腹圧性尿失禁が多い，子宮癌術後などによっても生じる）
③骨盤臓器脱（その分類として，尿道瘤，膀胱瘤，子宮脱，腟脱，直腸瘤，小腸瘤がある）
④性機能障害（その分類として，性交疼痛症，性交困難症がある）

序章　性別における骨盤底機能障害

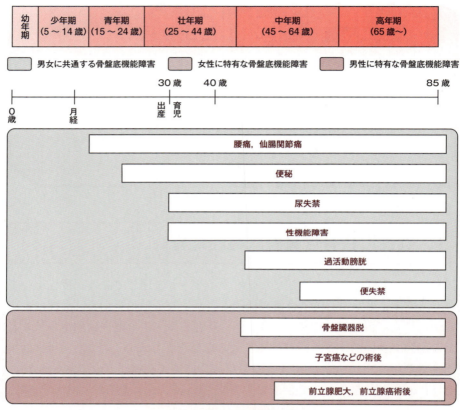

図1　主な骨盤底機能障害の年齢

合は，骨盤底の支持機能の低下により腟から臓器が脱出してしまう骨盤臓器脱を生じることもある．骨盤臓器脱の原因は，出産時における肛門挙筋の損傷を起因とする場合が多い[1~3]．なお，骨盤臓器脱についての詳細は後述する．性機能障害は，出産による創部の損傷が引き金となって挿入時に疼痛が起こる性交疼痛症と，挿入できない性交困難症がある．これは心理的トラウマなどといった，さまざまな背景因子が考えられ，骨盤底筋群の過緊張も関係しているといわれている．

　最後に閉経期（中年期）以降では，加齢により女性ホルモン（エストロゲン）の分泌が低下してくるため，筋力および腟自体の弾力性が弱まり，尿失禁および過活動膀胱が生じやすくなる[4,5]．

2. 男性に特有な骨盤底機能障害（表2）

　妊娠・出産といったイベントがない男性にも骨盤底機能障害は存在し，女性と同様に尿失禁や過活動膀胱，性機能障害がみられる．特に男性は，構造上において尿道を挟むように前立腺が存在する．中年期以降，加齢により前立腺が肥大することで，尿が出にくくなる，または前立腺肥大症や前立腺癌の術後に腹圧性尿失禁（咳やくしゃみにより起こる尿失禁）を生じることが多い．

　性機能障害も骨盤底機能の影響を受け，これにより男性では勃起機能障害が生じる．勃起機能障害の原因としては，①心理的なストレス，②生活習慣病による血液循環の障害，③脳血管や脊髄の障害，④前立腺肥大や前立腺癌などの術後における血管や神経の損傷いったことがあげられる．なお，過活動膀胱については後述する．

3. 男女に共通する骨盤底機能障害（表3）

　男女に共通する問題としては，前述したものもあるが①尿失禁，②頻尿（過活動膀胱の一つ），③便秘，④便失禁，⑤性機能障害，⑥腰痛・仙腸関節痛などの骨盤帯疼痛，⑦尾骨痛・肛門痛・会陰痛が7大障害である．以下に，その症状について述べる．なお，便失禁の詳細については第Ⅴ章を，性機能障害は前項を参照してほしい．

表2　男性に起こりやすい骨盤底機能障害

①尿失禁（加齢および前立腺肥大症・前立腺癌の術後に生じることが多い）
②性機能障害（勃起機能障害とも呼ぶ）

表3　男女に共通する7つの骨盤底機能障害

①尿失禁
②頻尿（過活動膀胱の一つ）
③便秘
④便失禁
⑤性機能障害
⑥腰痛・仙腸関節痛などの骨盤帯疼痛
⑦尾骨痛・肛門痛・会陰痛

1）尿失禁

　わが国における尿失禁に対する疫学調査は，40 歳以上の男女 10,096 例に対する無作為調査による日本排尿機能学会からの報告がある[6]．その調査によると，60 歳以上の高齢者では約 78％がなんらかの下部尿路症状（蓄尿症状，排尿症状，排尿後症状）を有していた（**表 4**）．性別による違いでは，排尿症状である尿勢低下，残尿感は男性に多く，蓄尿症状の一つである腹圧性尿失禁は女性に多かったとの報告がある[7]．なお，女性の尿失禁のタイプ別では 70 歳以上の尿失禁経験者のうち，腹圧性尿失禁が約 6 割を占め，切迫性尿失禁と腹圧性尿失禁の両方の症状をもつ混合性尿失禁は約 2 〜 3 割である．特に高齢女性の尿失禁は，腹圧性尿失禁に起因するといわれている[6]．

2）頻尿と過活動膀胱

　頻尿とは，朝起きてから就寝するまでに排尿回数が 8 回以上の場合をいう．ただし，排尿回数は人により異なるので，8 回以下であっても自覚的に排尿回数が多いと感じている時は頻尿とされている．また，頻尿には夜間頻尿と昼間頻尿があり，高齢になるにつれて夜間頻尿が多くなる．

　一方，過活動膀胱は 2001 年の国際禁制学会（ICS：International Continence Society）にて定義された．これは尿意切迫感を主症状とし，頻尿や夜間頻尿，切迫性尿失禁を伴う状態をいう．2002 年に排尿機能学会で実施した調査においては，週 1 回以上の尿意切迫感と 1 日 8 回以上の排尿がある人を過活動膀胱と規定すると，女性で 10.8％，男性で 14.3％，全体では 12.4％の割合となり，年齢が上がるにつれて過活動膀胱の割合が上昇したと報告されている[6]．

表 4　主な下部尿路症状

項　目	症状の内容
①蓄尿症状	膀胱内に十分に尿を貯められない状態のこと．代表的なものとして，頻尿や尿意切迫感，尿失禁などもここに含まれる
②排尿症状	尿の排出が十分に行えていない状態のこと．尿勢低下，腹圧排尿，排尿遷延などがある
③排尿後症状	排尿後に出現する症状のこと．残尿感，排尿後尿滴下がある

3）便　秘

　日本における便秘の有訴者率は，男性2.6％，女性4.9％で，女性のほうが多い．特に10〜50代では女性の比率が高いが，70歳以上の高齢期になると男女差がなくなってくる[8]．便秘そのものは，便重量が骨盤底部にとって負荷となるため，便秘のない人に比べて長期にわたり骨盤底部に負荷がかかる．さらに，いきみを伴う便の排出困難がある場合は，より強く骨盤底部に負荷をかけることになる．そのため，骨盤底部に機能障害を生じさせ，尿失禁などといった重要な症状も引き起こさせる．

4）腰痛・仙腸関節痛などの骨盤帯疼痛と尾骨痛

　腰痛や仙腸関節痛，尾骨痛などの運動器症状も，男女に共通して起こりうる骨盤底機能障害である．年齢に関係なく，少年期から高年期と幅広くに生じる．この原因の一つには，骨盤底筋群の過緊張が考えられ，習慣的な身体

まゆみんのワンポイント講座

セラピストでも排尿自立指導料の算定がチームで可能!!

　2016年に排尿自立指導料の算定がセラピストでも可能となった．病棟看護師と排尿ケアチームが下部尿路機能の回復のために排尿ケアを行った場合，週に1回200点を6回まで算定できる．この排尿ケアチームは，排泄ケアに関わる専門的知識を有した多職種からなり，患者の排尿自立および下部尿路機能に基づき，排尿誘導やリハビリテーション，薬物療法を組み合わせるなどの包括的なケアを実施するものである．なお，チームの職種は下部尿路機能障害を有する診療経験をもつ医師，その看護に従事した経験を3年以上有し，所定の研修（16時間以上）を終了した専任の常勤看護師，またそのリハビリテーションなどの経験を有する専任の常勤理学療法士もしくは常勤作業療法士で構成される．また，2018年には介護保険においても排泄支援加算が可能となった．これらの算定が可能となったことから，病院や施設内で排泄ケアチームの一員として理学療法士や作業療法士が関わる施設が少しずつではあるが増えてきている．セラピストの研修会では規定の研修会修了の義務があるわけではなく，養成校においても下部尿路機能障害のリハビリテーションに関する教育は十分になされておらず，卒後教育としての研修会の充実を切望するところである．

の使い方があげられる．例えば，日ごろから骨盤後傾位での座位姿勢や立位姿勢を習慣的にとっている場合，または立ち上がりや着座動作時に骨盤後傾や尾骨を屈曲させる動きが早期に生じる場合で起こりやすい．

まゆみんのワンポイント講座

小児にみられる骨盤底機能障害

　小児期（0〜15歳）おける骨盤底機能障害に関しては，まだ十分な報告がなされていないが，筆者は随意排尿が完成した後に尿意切迫感や切迫性尿失禁を生じる症例や，小学生の時から尿失禁に悩んでいたという症例，走った時や笑った時に腹圧性尿失禁を経験したという症例から相談を受けることがある．また，便秘に関しては小児期においても起こりうる．小児期からの慢性的な便秘により，排便時に常時いきむことで骨盤底機能障害を引き起こす可能性もある．

　みなさんは，幼少期において適切な排泄姿勢や排尿・排便動作の指導を受けたことはあるだろうか？　筆者自身は，そのような指導を受けたことはなかった．また，現代の子どもたちも保育園・小学校では，そのような指導は受けたことはないと聞く．骨盤底機能障害を予防するためには，幼少期からの指導が重要ではないかと筆者は考え，今後のわれわれセラピストの役割の一つではないかと思う．

文献

1) Dietz H, et al : Levator trauma is associated with pelvic organ prolapse. *BJOG* 115：979-984, 2008
2) Dietz HP : Quantification of major morphological abnormalities of the levator ani. *Ultrasound Obstet Gynecol* 29：329-334, 2007
3) Dietz H, et al : Ultrasound assessment of prolapse: the relationship between prolapse severity and symptoms. *Ultrasound Obstet Gynecol* 29：688-691, 2007
4) Falconer C, et al : Changes in para-urethral connective tissue at menopause are counteracted by oestrogen. *Maturitas* 24：197-204, 1996
5) Kushner L : Collagenase activity is elevated in conditioned media from fibroblasts of women with pelvic floor weakening. *Neurourol Urodyn* 18：282-283, 1999
6) 日本排尿機能学会 女性下部尿路症状診療ガイドライン作成委員会（編）：女性下部尿路症状診療ガイドライン．リッチヒルメディカル，2013, pp19-23
7) 日本泌尿器科学会（編）：男性下部尿路症状・前立腺肥大症診療ガイドライン．リッチメディカル，2017, pp49-50
8) 日本消化器病学会関連研究会　慢性便秘の診断・治療研究会（編）：慢性便秘症診療ガイドライン．南江堂，2017

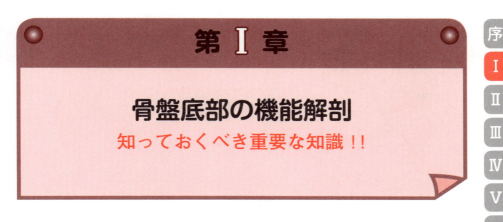

第 I 章

骨盤底部の機能解剖
知っておくべき重要な知識!!

　骨盤底部の機能解剖を知るうえで，①骨盤の構造，②骨盤内臓器と骨盤底筋群，③直腸と肛門，④骨盤底筋群と股関節周囲筋群，⑤下腹部と骨盤底筋群，⑥下部尿路の神経支配，⑦生殖器の神経支配，⑧直腸の神経支配を学ぶ必要がある 動画 01．以下に，詳細を述べる．

1. 骨盤の構造

　骨盤底機能にとって確認すべき骨盤の部位は，上前腸骨棘（ASIS：anterior superior iliac spine），上後腸骨棘（PSIS：posterior superior iliac spine），仙棘靱帯，恥骨結合，仙結節靱帯，坐骨結節，坐骨棘である（図1）．この部位は，骨盤底機能にとって大切な骨盤底筋群（恥骨尾骨筋，腸骨尾骨筋，恥骨直腸筋，尾骨筋などを総称して呼ぶ）を触るうえでの指標となる．臨床上，この部位を確認したうえで，触診を行っていくと，どの肢位でも骨盤底筋群を特定しやすい．妊婦の評価を行う際などは，腹臥位を避ける必要があるため，背臥位や側臥位で評価するとよい．なお，坐骨棘については体表より触診することはできないが，尾骨筋の起始であるため解剖学的な位置は押さえておく必要がある．骨盤底筋群の役割，起始・停止，評価などについては後述する．

7

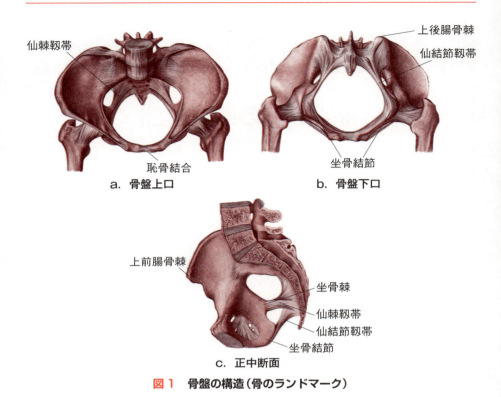

図1　骨盤の構造（骨のランドマーク）

 まゆみん のワンポイント講座

骨盤底筋群は，なに筋なの！？

　骨盤底筋群とは，どの筋群の総称であろうか？　その答えは，子宮や膀胱などの骨盤内臓器を支える役割をもった骨盤底部に存在する筋群の総称になる．つまり，表層に存在する浅会陰横筋，深会陰横筋，求海綿体筋，坐骨海綿体筋，外尿道括約筋，外肛門括約筋，および深層の恥骨尾骨筋，腸骨尾骨筋，恥骨直腸筋と尾骨筋を総称して骨盤底筋群と呼ぶ．また，肛門挙筋と呼ぶ場合もある．この場合は，骨盤隔膜に存在する恥骨尾骨筋，腸骨尾骨筋，恥骨直腸筋の3つの筋の総称である．セラピストが体表から深層部にある骨盤底筋群の機能評価をする際は，肛門挙筋を評価することになり，前述の3つの筋を群として評価することになる．

2. 骨盤内臓器と骨盤底筋群（図2）

　骨盤内には、女性では恥骨の後ろに膀胱、その後ろに子宮、さらに後ろに直腸がある。おのおのが骨盤下口につながる管を有しており、膀胱からは尿道を経て尿道口、子宮からは腟を経て腟口、直腸からは肛門管を経て肛門と、体外への排出口を有している（図2a）。一方、男性では膀胱の後ろすぐに直腸が位置する。そして、膀胱のすぐ下方で尿道を挟むように前立腺が位置している（図2b）。膀胱の下から続く尿道は、男女で長さが異なる。女性では3〜4cmで、ほぼ直線的に位置しているのに対して、男性では女性の長さの3〜4倍となり、その構造は恥骨下面と前面で2回の弯曲を有している。これら骨盤内にある臓器は、骨盤内臓器と呼ばれている。

　骨盤内臓器は、四肢の関節と同様に筋膜や靱帯で支持されている（図3）。前方から解説すると、恥骨背面より尿道に向かって走る恥骨尿道靱帯と外尿道靱帯によって尿道は支えられている。骨盤内臓器の中間では、恥骨頸部筋膜や直腸腟筋膜が側方に向かって張られ、膀胱、直腸、腟を支えている。後方では仙骨子宮靱帯が上後方に引っ張られ、子宮頸部（子宮の下部にあり、腟との接合部）を支えている。

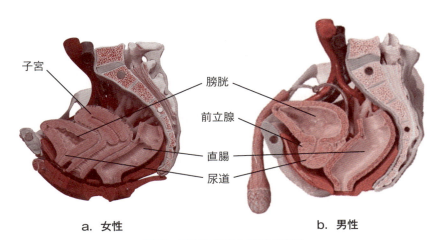

a. 女性　　　　　　　　　　b. 男性

図2　骨盤内臓器と骨盤底筋群

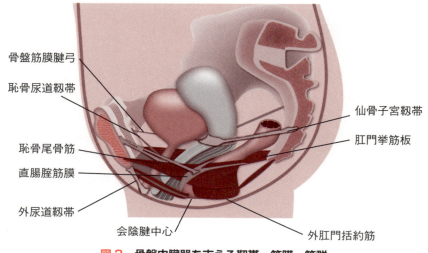

図3 骨盤内臓器を支える靱帯・筋膜・筋群

　また，骨盤内には筋膜があり，骨盤筋膜と呼ばれている．これは，臓側部に位置して膀胱や前立腺，子宮などの骨盤内臓器を骨盤の壁につなげて支持する内骨盤筋膜と，壁側部に位置して支持する外骨盤筋膜の2つに分けられる．特に内骨盤筋膜の下には，骨盤底機能に重要な骨盤底筋群を含んだ骨盤隔膜，尿生殖隔膜（尿生殖三角），および直腸と肛門を含んだ肛門三角があり，以下にその役割を述べる．

1）骨盤隔膜

　骨盤隔膜は，肛門挙筋（恥骨尾骨筋，恥骨直腸筋，腸骨尾骨筋）と尾骨筋からなり，その中でも肛門挙筋は，内側にある内骨盤隔膜筋膜と外側にある外骨盤隔膜筋膜によって覆われている（図4〜7）．また，肛門挙筋の中でも恥骨尾骨筋と腸骨尾骨筋は，前方部は平らで，中央部は恥骨尾骨筋の下にある恥骨直腸筋により水平部分から垂直方向へ引っ張られるため漏斗状の形をなし，後方部はドーム状となる．特に中央部の漏斗状を形成している部分は，骨盤内臓器の支持を担っている．なお，肛門挙筋と尾骨筋の起始・停止などについては表1に示す．

2 骨盤内臓器と骨盤底筋群

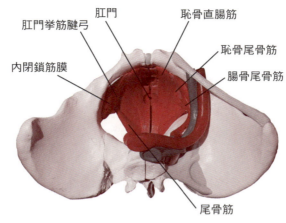

図4　女性の骨盤隔膜

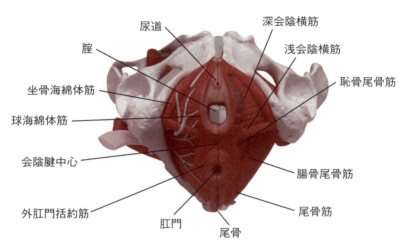

図5　女性の骨盤隔膜と尿生殖隔膜（下方からの図）

2）尿生殖隔膜

　尿生殖隔膜は，恥骨結合と両側の坐骨結節の間にある隔膜である（**図4～7**）．骨盤底部を層分類すると，第1層と第2層に尿生殖隔膜が含まれる（**図8**，**表1**）．この尿生殖隔膜の上側が上尿生殖隔膜筋膜，下側が下尿生殖隔膜筋膜からなり，その間に浅会陰横筋および深会陰横筋，球海綿体筋，坐骨海綿

11

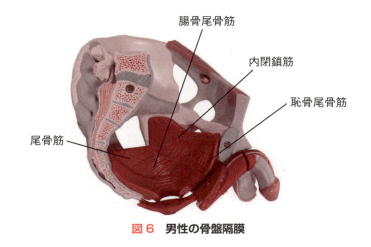

図6 男性の骨盤隔膜

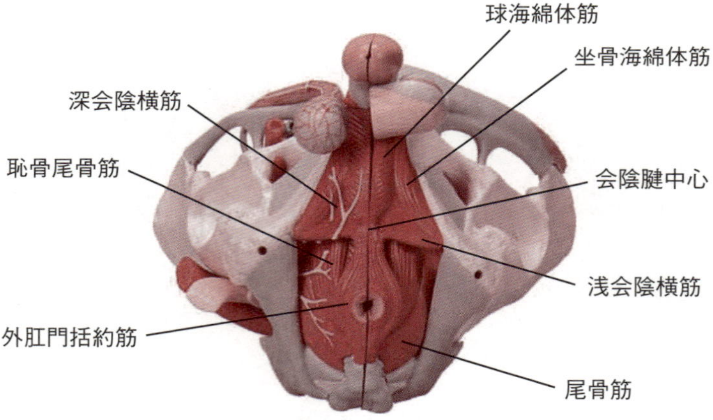

図7 男性の骨盤隔膜と尿生殖隔膜（下方からの図）

体筋，尿道括約筋がある．特に，腟と肛門との間にある結合組織中隔は，尿生殖隔膜の基底部にあたり，会陰体または会陰腱中心と呼ばれ，浅層の浅会陰横筋および球海綿体筋，外肛門括約筋だけでなく，中間層の深会陰横筋深層の肛門挙筋と共通の線維性付着部であり，骨盤底部（骨盤内臓器）の支持において重要である．

2　骨盤内臓器と骨盤底筋群

表 1　骨盤隔膜と尿生殖隔膜に存在する筋群

第 1 層：浅層にある骨盤底筋群	この層では，陰核や陰茎を動かすのと同時に，尿道口や腟口や肛門の開閉を行う	
筋　名	**起始と停止**	
浅会陰横筋	起始：坐骨結節 停止：会陰体，会陰腱中心	
球海綿体筋	女性	起始：会陰腱中心，心陰唇の下方へつづく 停止：陰核の海綿体の筋膜．女性では前庭球を覆う
	男性	起始：会陰腱中心と正中縫線 停止：男性では会陰膜と陰茎の海綿体背側部につき，陰茎球を覆う
坐骨海綿体筋	女性	起始：坐骨結節と恥骨下肢 停止：陰核脚を越えて，下外側の腱膜につく
	男性	起始：坐骨結節と恥骨下枝 停止：陰茎脚
外肛門括約筋	起始：会陰腱中心と肛門管 停止：尾骨	
第 2 層：中間層にある骨盤底筋群	尿道や腟に対する機能を有した括約筋がある	
筋　名	**起始と停止**	
外尿道括約筋	起始：恥骨弓下 停止：腟の前外側壁と交わり，尿道の周囲を三角形の輪状に囲む	
尿道腟括約筋	起始：腟壁 停止：尿道の腹壁	
尿道圧迫筋	起始：坐骨恥骨枝 停止：腟壁	
深会陰横筋	起始：坐骨枝の内側面 停止：反対側へ向かって走り，対側の坐骨枝につく	
第 3 層：深層にある骨盤底筋群	ここに存在する筋群は骨盤隔膜と呼ばれ，骨盤底部と骨盤の側壁に位置する筋群である．骨盤内臓器を支持している	
筋　名	**起始と停止**	
恥骨尾骨筋	起始：恥骨の背側面で恥骨直腸筋の起始の外側 停止：肛門尾骨靱帯，尾骨の先端と肛門管の間	
腸骨尾骨筋	起始：肛門挙筋腱弓 停止：肛門尾骨靱帯と尾骨	

（つづく）

13

表1　骨盤隔膜と尿生殖隔膜に存在する筋群（つづき）

筋　名	起始と停止
恥骨直腸筋	起始：恥骨の背側面と内閉鎖筋の筋膜 停止：肛門尾骨靱帯，直腸と肛門管の接合部をループ状に周り前方へ牽引する
尾骨筋	起始：坐骨棘，仙棘靱帯 停止：仙骨と尾骨上部の外側部
内閉鎖筋	起始：閉鎖孔の骨盤内表面 停止：大腿骨の大転子の内側面から転子まで
梨状筋	起始：仙骨の骨盤表面から大坐骨孔を通る 停止：大転子の下方部

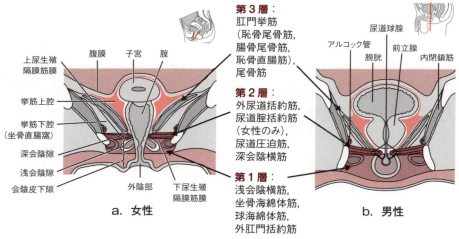

図8　男女における骨盤底部の層分類

3）直腸と肛門

　尿生殖隔膜（尿生殖三角）より尾側には，直腸からつながる肛門がある．肛門は，尾骨と両側の坐骨結節を結んだ三角形，肛門三角の中にある（図9）．この部分で重要なのは，直腸から排出口である肛門までの構造と骨盤底筋群（肛門挙筋，特に恥骨直腸筋が重要）との関係を把握することである．まず，直腸と肛門を結ぶ管を肛門管と呼び，肛門管には内層の内肛門括約筋と外層の外肛門括約筋がある（図10）．これに連続して，漏斗状に骨盤隔膜に存在

2 骨盤内臓器と骨盤底筋群

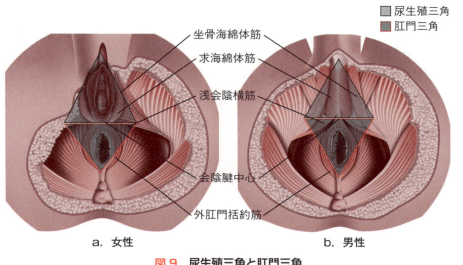

a. 女性　　　　　　　　　　　　　b. 男性

図9　尿生殖三角と肛門三角

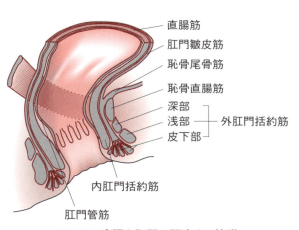

図10　直腸と肛門に関連する筋群

する肛門挙筋が位置している．内肛門括約筋は，直腸から連続した平滑筋で，肛門管部分で肥厚し，自律神経支配の不随意筋である．この内肛門括約筋が持続的に緊張を行うことで，肛門管を閉鎖し続けることができる．一方，外層の外肛門括約筋は，深部，浅部，皮下部の3つからなる随意筋である．深部は肛門管の上部にあり，肛門の閉鎖に関与し，深部の下側は恥骨直腸筋と

15

一緒になる．浅部は外肛門括約筋の中で最大の括約筋で，後方は尾骨後面に付着して尾骨仙尾靱帯を形成し，肛門管を後方へ牽引している．皮下部は肛門管の下端で，肛門を輪状に囲み，肛門を閉じる働きをもつ．すなわち，骨盤底筋群は直腸と肛門に密接な関係を有しており，排便コントロールにとって重要な役割をなす．

まゆみんのワンポイント講座

骨盤底部の層分類法について

　骨盤底部の層分類法は，統一されておらず，さまざまな表記がある．例えば，骨盤底部を尿生殖隔膜と骨盤隔膜の2層に分ける分類や，尿生殖隔膜をさらに2層に分けて骨盤隔膜を合わせる3層と分類する表記もある．ここでは，骨盤底筋群を3層に分けた分類を用いている（図8）．最も表層にある第1層は，尿生殖隔膜に存在する筋群になる．第1層の筋群は，男女ともに浅会陰横筋，坐骨海綿体筋，球海綿体筋，外肛門括約筋が存在する．次に，第2層は男女で異なる．男性では外尿道括約筋，尿道圧迫筋，深会陰横筋が，女性では外尿道括約筋，尿道圧迫筋，深会陰横筋に加えて尿道腟括約筋が存在する．第3層は最も深層にある筋群で，骨盤隔膜に存在する筋群が含まれ，すべて男女共通の筋となり，恥骨尾骨筋，腸骨尾骨筋，恥骨直腸筋，尾骨筋が存在する．

3. 骨盤底部に関係する神経支配

　骨盤底部の神経支配には，下部尿路，生殖器，直腸と肛門，体表（会陰部，下腹部）が考えられる．以下に，その神経支配について解説する．

1）下部尿路の神経支配

　下部尿路を支配する神経には，交感神経（下腹神経），副交感神経（骨盤内臓神経），体性神経（陰部神経）の3種類の神経が大きく関与している（**表2**，**図11**）．いずれも，遠心性神経（遠心路）と求心性神経（求心路）を有している．

交感神経（下腹神経）の遠心路は，下部胸髄から上部腰髄の側角より発し，主に膀胱頸部，一部は膀胱の排尿筋（尿を蓄積する膀胱は，平滑筋である排尿筋で構成されている）に分布する．副交感神経（骨盤内臓神経）の遠心路は，仙髄（S2～4）より発し，膀胱の排尿筋に広範囲に分布する．体性神経（陰部神経）の遠心路は，仙髄（S2～4）に発し，横紋括約筋および骨盤底筋群に分布する．この体性神経は，随意的に一部動かせない神経も含んでいる．一方，求心路は膀胱，外尿道括約筋から出て，前述の交感神経，副交感神経，体性神経の遠心路とほぼ平行に走行し，脊髄に入力している．なお，下部尿路の神経支配は排尿のコントロールに大きく関与しており，詳細は後述する．

表2　下部尿路の神経支配

		脊髄神経根	末梢神経	分布部位	作　用
自律神経	交感神経	上部腰髄 下部胸髄	下腹神経	膀胱全般 内括約筋	刺激により排尿筋弛緩，内膀胱括約筋収縮（蓄尿作用）
	副交感神経	S2～4	骨盤内臓神経	排尿筋 内括約筋	刺激により排尿筋収縮，内膀胱括約筋弛緩（排尿作用）
体性神経		S2～4	陰部神経	外括約筋	随意的に支配する

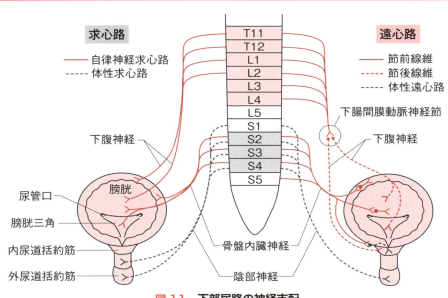

図11　下部尿路の神経支配

第Ⅰ章　骨盤底部の機能解剖

2）生殖器の神経支配

　男性の生殖器の神経支配は，交感神経と副交感神経が関与している（**表3**）．交感神経は2種類あり，一つは胸髄（T10〜12）から出て，精巣動脈神経叢から精巣と精巣上体を支配する神経である．もう一つは腰髄（L1〜2）からの神経で上下腹神経叢，下下腹神経叢を経て前立腺神経叢にいき，前立腺や陰茎の一部を支配し，射精を行う腰内臓神経である．また，副交感神経は仙髄（S2〜4）から出て，下下腹神経叢を経由して前立腺神経叢，陰茎海綿体神経へ走行し，陰茎を勃起させる働きがある．

　女性の場合も2種類の交感神経と副交感神経が関与している（**表4**）．交感神経の一つは，胸髄（T10〜12）から腎神経節，上腸骨膜動脈神経節を経て卵巣動脈神経叢に走り，卵巣に分布して血管の収縮作用を担っている．もう一つは腰髄（L1〜2）から出る腰内臓神経で，上下腹神経叢，下腹神経，下下腹神経叢を経て子宮腟神経叢にいき，子宮，卵管，腟を支配して血管の収縮を行っている．また，副交感神経である仙髄（S2〜4）の骨盤内臓神経は，下下腹神経叢から子宮腟神経叢，陰核海綿体神経へとつながり，子宮および卵管の血管の拡張，腟の滲出液の増加，陰核の勃起の働きを担っている．

　このように男女の神経支配は，骨盤内臓器により異なるが，ほぼ対応は同じである．ただし，女性における骨盤の神経叢は，妊娠や出産のため子宮の神経支配が非常に豊富で，男性よりも発達している．

表3　男性における生殖器の自律神経支配

	脊髄神経痕	末梢神経	末梢の走行	支配器官	作　用
交感神経	T10〜12	小内臓神経，最下内臓神経	腎神経節を経て精巣動脈神経叢へ	・精巣 ・精巣上体	・血管の収縮
	L1〜2	腰内臓神経	上下腹神経叢，下腹神経，下下腹神経叢を経由して前立腺神経叢へ	・前立腺 ・尿道球腺と精嚢 ・陰茎	・分泌を刺激 ・射精
			精管神経叢へ	・精管	・収縮
副交感神経	S2〜4	骨盤内臓神経	下下腹神経叢から前立腺神経叢へ，さらには陰茎海綿体神経へ	・陰茎 ・勃起組織	

3）直腸と肛門の神経支配

　直腸と肛門の神経支配は，交感神経から支配されておらず，副交感神経の骨盤内臓神経と体性神経の陰部神経より支配されている（**図12，表5**）．骨盤内臓神経は仙髄（S2～4）から出ており，内肛門括約筋を支配し，内肛門括約筋を弛緩させる作用をもつ．また，体性神経である陰部神経も仙髄（S2～4）より出ており，外肛門括約筋を支配しながら外肛門括約筋の随意的な収縮と弛緩を行っている．

　一方，直腸と内肛門括約筋は平滑筋であり，便が直腸に侵入しても内肛門括約筋の働きにより，閉じた状態となっている．さらに直腸へ便が貯まると，骨盤内臓神経により支配されている内肛門括約筋が反射的に弛緩する．同時に横紋筋である外肛門括約筋が随意的に収縮し，便の排出を抑制する．例えば，トイレに行き排便の準備が整った場合，外肛門括約筋を随意的に弛緩させて排便を行う．これが排便のメカニズムである．ただし，直腸癌の術後では状況により自律神経の切除を行う場合もあるため，排尿障害（残尿増加や尿閉が生じ，自己導尿となる場合もある）や排便障害（排便回数の増加や便失禁など），特に男性では性機能障害（射精障害や勃起機能障害）が生じる．また，女性では出産時に会陰裂傷が重度である場合（3度または4度の裂傷）に排便障害として便失禁を生じる場合もある．したがって，前述の症状がある場合は，直腸癌に対する外科的介入の有無や出産時の会陰裂傷の程度を必

表4　女性における生殖器の自律神経支配

	脊髄神経根	末梢神経	末梢の走行	支配器官	作　用
交感神経	T10～12	小内臓神経，最下内臓神経	腎神経節，上腸骨膜動脈神経節を経て卵巣動脈神経叢へ	・卵巣	・血管の収縮
交感神経	L1～2	腰内臓神経	上下腹神経叢，下腹神経，下下腹神経叢を経由して子宮腟神経叢へ	・子宮 ・卵管	・収縮
交感神経				・腟	・血管の収縮
副交感神経	S2～4	骨盤内臓神経	下下腹神経叢から子宮腟神経叢へ，さらには陰核海綿体神経へ	・子宮，卵管	・血管の拡張
副交感神経				・腟	・滲出液の増加
副交感神経				・陰核	・勃起

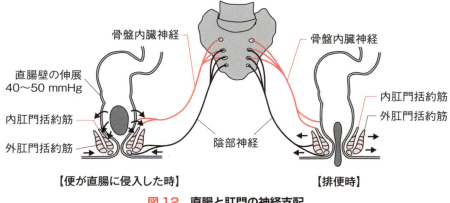

図12 直腸と肛門の神経支配

表5　直腸肛門の自律神経支配

		脊髄神経根	末梢神経	支配部位	作用
自律神経	交感神経	(－)	(－)	(－)	(－)
	副交感神経	S2～4 (排便中枢)	骨盤内臓神経	内肛門括約筋	内肛門括約筋の弛緩
体性神経		S2～4	陰部神経	外肛門括約筋	外肛門括約筋の随意制御(収縮と弛緩)

ず確認する必要がある．さらに可能であれば，実際の会陰・肛門部位における評価を行うことは非常に重要である．

4) 外陰部・会陰部と下腹部の神経支配

　女性は出産する時，経腟分娩の場合，多くは会陰切開を受ける，または会陰裂傷を生じる場合がある．また，出産による会陰切開や裂傷による創部の瘢痕を原因とした外陰部疼痛を生じる場合もある．その場合は，疼痛を生じている箇所が会陰部のどこにあり，どこからの神経支配を受けているのかを特定する必要がある．図13～15は外陰部・会陰部の皮膚知覚節を示している．特に後陰唇枝(S1～3)および陰部神経(S2～4)の支配領域で症状を呈する場合があり，この部位は会陰切開も行う部位であるため，産後の皮膚感覚を十分に確認する必要がある．また産後だけでなく，仙腸関節痛や尾骨痛を訴

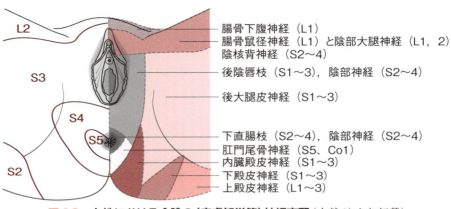

図13　女性における会陰の（皮膚知覚節）神経支配（文献1）より転載）

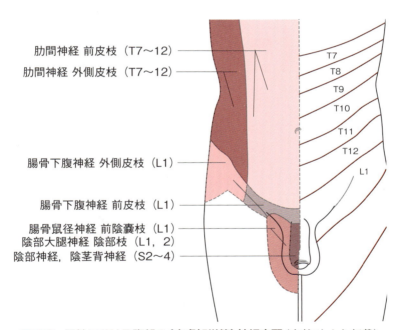

図14　男性における腹部の（皮膚知覚節）神経支配（文献1）より転載）

える症例の場合，腸骨下腹神経の前皮枝が支配する鼠径部領域や腸骨下腹神経の外側皮枝，陰部大腿神経の陰部枝の領域，上殿神経，中殿神経，下殿神

経，外層大腿皮神経の領域にも症状を呈する場合があるので，皮膚感覚を必ず確認する．このような皮膚感覚に問題があった場合は，その皮膚知覚節を支配する分節レベルの筋機能を合わせて評価する必要がある．

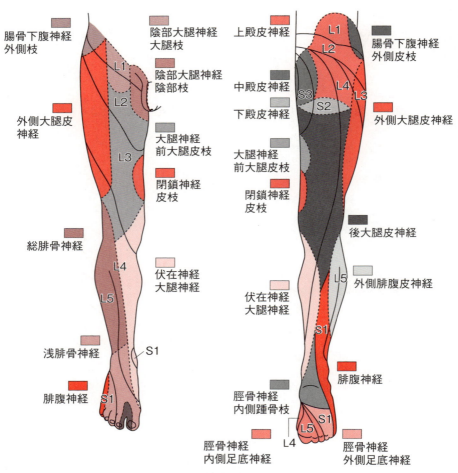

図15 男女における大腿部の（皮膚知覚節）神経支配（文献1）より転載）

4. 骨盤底筋群と股関節周囲筋群

　骨盤底筋群と股関節周囲筋群は，密接に関連している．一つは深層の骨盤隔膜に存在する腸骨尾骨筋と内閉鎖筋が，もう一つは浅層の尿生殖隔膜と内転筋群が関わりをもつ．腸骨尾骨筋は，股関節外旋筋である内閉鎖筋と連結している．腸骨尾骨筋の起始は肛門挙筋腱弓にあり，この肛門挙筋腱弓は内閉鎖筋の筋膜が肥厚したものである．また，尿生殖隔膜は長内転筋と大内転筋に連結している．長内転筋の走行は，恥骨体から大腿骨粗線の内側唇中部に向かう．大内転筋の表層線維は坐骨結節から大腿骨内側上顆の内転筋結節へ，また深層線維は恥骨下枝，坐骨枝から大腿骨後面に向かう．したがって，尿生殖隔膜の外側が長内転筋および大内転筋の起始である坐骨枝と恥骨下肢に連結し，大腿内側につながる（図16）．なお，骨盤隔膜と尿生殖隔膜および股関節周囲筋の起始・停止や働きについては，表1に示すので参照してほしい．

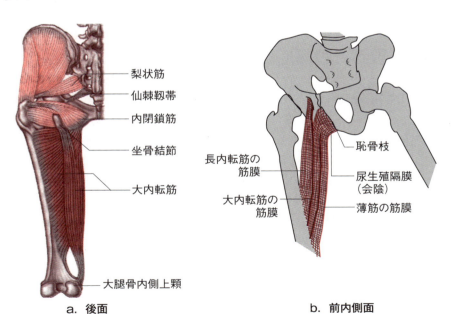

a. 後面　　　　　　　　　　　　　　　b. 前内側面

図16　尿生殖隔膜と長内転筋大内転筋の連結（文献6, 7）より転載）

まゆみんのワンポイント講座

高い生殖機能は骨盤内および骨盤底部の血液循環が重要

　骨盤内や骨盤底部の血液循環は，特に生殖器に対して重要である．
　女性特有の主要な血管として子宮動脈や腟動脈があり，子宮と腟へ豊富な血液供給がなされている．子宮や卵巣の機能を上げるためには，骨盤内の循環が良好である必要がある．つまり，妊娠のしやすさとも関係があるともいわれている．
　男性においては，陰茎部の動脈の太さは 1 〜 2 mm で，脳に向かう内頸動脈の 5 〜 7 mm，心臓の冠動脈の左前下行枝の 3 〜 4 mm と比べて，最も細い動脈となる．そのため，メタボリック症候群による動脈硬化が起こりやすく，その結果として勃起機能障害が生じる．ED 診療ガイドラインでは「ED は心血管疾患の初発症状である」と記載されている．つまり，男女ともに骨盤内の血液循環を保つことで生殖機能を良好に維持することができる．

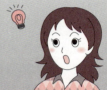

5. 下腹部と骨盤底筋群の連結

　下腹部の浅腹筋膜は 2 層あり，浅層のキャンパー筋膜と深層のスカルパ筋膜が存在する（**図 17**）．深層のスカルパ筋膜は，外陰部・会陰部の浅会陰筋膜の深層（Colles 筋膜）へつながる．この筋膜は，泌尿生殖部の皮下組織の膜で，尿生殖隔膜の縁に付着し，側方では坐骨枝と恥骨下肢に付着する．男性では，キャンパー筋膜とスカルパ筋膜は癒合して陰茎を包み，陰嚢の肉様膜に続く．さらに陰茎は，浅陰茎筋膜，深陰茎筋膜（Buck 筋膜）により覆われ，浅腹筋膜および深会陰筋膜に続いている．また，下腹部に存在する筋群である内腹斜筋と腹横筋は，精巣挙筋につながる（**図 18**，**表 6**）．この筋は睾丸と精管を包み，睾丸を引き上げる機能を有している．このように下腹部の筋膜は，泌尿生殖部に密接に連結している．

5 下腹部と骨盤底筋群の連結

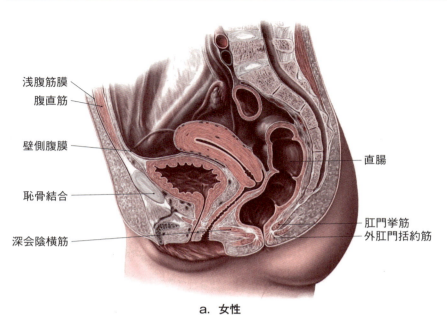

a. 女性

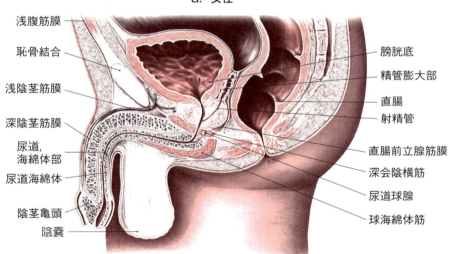

b. 男性

図17　下腹部と下部尿路の筋膜連結

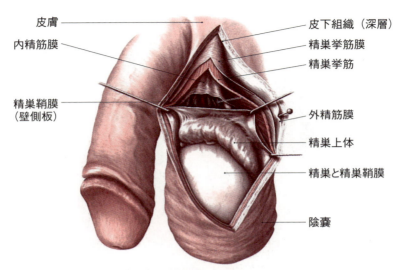

図18　陰茎および陰嚢の筋と筋膜（文献3）より転載）

表6　腹壁と陰茎および陰嚢の連結（文献3）より引用）

腹壁の層	精索と精巣を覆う層
・腹壁の皮膚	陰嚢の皮膚と肉様膜（皮膚に筋線維芽細胞を含む）
・浅腹筋膜	外精筋膜
・内腹斜筋	精巣挙筋およびその筋膜
・横筋筋膜	内精筋膜
・腹膜	精巣鞘膜と精巣上膜，そして精巣周膜

文 献

1) Clemente CD : Anatomy — A Regional Atlas of the Human Body 4th eds. Williams & Wilkins, Baltimore, 1997
2) Clemente CD : Anatomy — Regional Atlas of the Human Body 6th ed. Williams & Wilkins, Baltimore, 2011
3) Schunke M, et al : Prometheus LernAtlas der Anatomie — Innere Organe 2nd ed. Georg Thieme Verlag, Stuttgart, 2009
4) Ashton-Miller JA, et al : The functional anatomy of the female pelvic floor and stress continence control system. *Scand J Urol Nephrol Suppl*　**207** : 1–7, 2001
5) Guo M, et al : Pelvic floor images : anatomy of the levator ani muscle. *Dis Colon*

まゆみんのワンポイント講座

経腟分娩と自然分娩は，どう違うの？

　経腟分娩とは，産道を通って腟から胎児が生まれてくる分娩のことをいう．では，自然分娩とは何か？　自然の流れに沿った出産のことをいい，陣痛促進剤や無痛分娩などの医療的な介入を行わないものが自然分娩となる．自然分娩の際に用いられる手法には，いくつかが存在する．例えば，古くからあるラマーズ法は，誰もがご存知のとおり「ひっ，ひっ，ひっ，ふー」というリズムに合わせた呼吸法で分娩する．また，ソフロロジー式分娩法は自分の心の安定を保ちながら分娩を捉える方法で，つまりイメージトレーニングにより分娩に備えることで，安心して出産に臨めるよう用いられている．あと，もう一つアクティブバースという方法もあり，自分の好きなスタイルで出産するためフリースタイル分娩とも呼ばれている．この方法は，背臥位だけでなく側臥位や四つ這いなど，分娩姿勢を自分で自由に決定して分娩する方法である．背臥位の分娩に比べて，側臥位，四つ這い位，蹲踞位のほうが会陰裂傷を引き起こしにくかったとの報告もある[8]．

　一方，経腟分娩には機械分娩（吸引分娩や鉗子分娩）や無痛分娩が含まれる．機械分娩の一つである吸引分娩は，胎児の頭に吸引カップを吸いつかせて，その吸引力を使って引き出す出産方法で，もう一つの鉗子分娩は産科鉗子を用いて胎児の頭を挟み，いきみに合わせて引き出す分娩方法である．機械分娩を行うと，会陰裂傷のリスクが上がることが報告されている．さらに分娩時の疼痛を和らげる無痛分娩は，医学的に麻酔を使った分娩で，陣痛や出産時の痛みを和らげる分娩を呼ぶ．現在，多くの国で第一選択されている無痛分娩は硬膜外鎮痛法であり，下半身の痛みだけをとる方法である．近年，日本でも無痛分娩を選択する人が増加してきている．

　このような，分娩の状況により，骨盤底部は裂傷のリスクが上がる．産後の人をみる場合は，分娩法を踏まえたうえで，問診とアプローチを行うとよいと考える．

　　Rectum **50**：1647-1655，2007
6) Myers TW：Anatomy Trains Myofascial Meridians for Manual and Movement Therapy 2nd ed. Elsevier Health Sciences, London, 2008
7) Schult RL，他（著），鈴木奈央（訳）：エンドレス・ウェブ—身体の動きをつくり出す筋膜の構造とつながり．市村出版，2010，pp119-130
8) 篠﨑克子：分娩第2期の分娩体位が会陰裂傷・会陰切開に及ぼす影響—文献レビュー．日本助産学会誌　**25**：149-159，2011

第 II 章

骨盤底機能
からだの中で最も忙しい場所！？

　骨盤底機能は，たくさんの役割を有しているが，大きく分けてその役割は7つに集約できる．以下に，その7つの機能と機能障害によって起こる変化などを概説する．

1．骨盤内臓器の支持機構

　骨盤底部における一番の役割は，骨盤内臓器の支持である．その骨盤内臓器の支持機構にトラブルが生じると，女性では骨盤臓器脱などが起こる．よって，女性おける骨盤内臓器の支持機構を理解する必要がある．Delancyら[1]は，骨盤内臓器の支持機構を3つのレベル（レベルⅠ，レベルⅡ，レベルⅢ）に分けている（図1）．レベルⅠは子宮頸部および後腟円蓋の支持で，これらは子宮や上部腟管を仙骨子宮靱帯，基靱帯複合体の筋膜によって第2～4仙骨の前仙骨筋膜へ向かって強く懸垂する（図2）[2]．この力により子宮頸部上部腟管を肛門挙筋板の上部に位置させることができる．レベルⅡは腟管上部2/3を支持しており，基靱帯・仙骨子宮靱帯複合体の筋膜から続いて恥骨頸部筋膜（腟の前壁にある筋膜），直腸腟中隔（腟の後壁で直腸の前壁と結合しているところ）で支持され，これらはさらに側方で骨盤筋膜腱弓に付着する．これにより骨盤筋膜腱弓は坐骨棘から恥骨の後方へ向かっており，膀胱，腟，直腸を側方で支持している．レベルⅢは肛門挙筋裂孔を貫く尿道，腟管下部1/3，直腸下部の支持で，肛門挙筋筋膜，尿道，会陰体に癒合して強度を保ち，

29

第Ⅱ章　骨盤底機能

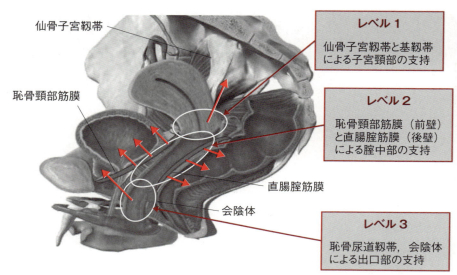

図1　Delanceyの骨盤内臓器の支持機構（文献1より転載）

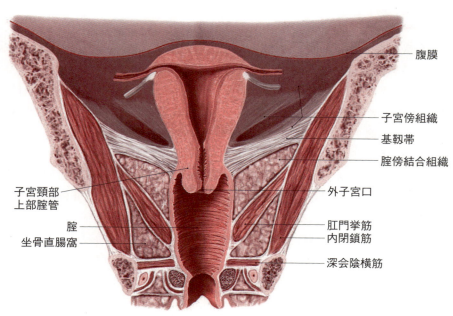

図2　骨盤内臓器の支持機構（文献2より転載）

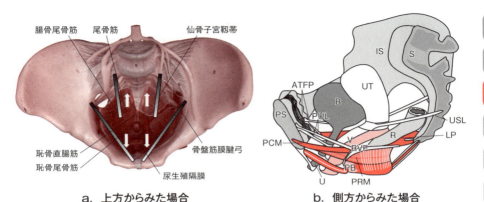

図3 骨盤底筋群の支持機構（文献3）より改変転載）
骨盤内臓器は靱帯・筋膜・筋のバランスによって支持される．【骨】S：仙骨，IS：腸骨，PS：恥骨結合，【骨盤内臓器】B：膀胱，U：尿道，UT：子宮，V：腟，R：直腸，【靱帯】USL：仙骨子宮靱帯，ATFP：骨盤筋膜腱弓，PUL：恥骨尿道靱帯，【筋膜】RVF：直腸腟筋膜，【筋】PCM：恥骨尾骨筋，PRM：恥骨直腸筋，LP：挙筋板，PB：会陰体

肛門挙筋の緊張により恥骨の方向に強く牽引されて尿道腟口は閉鎖される．これにより直腸と腟は骨盤底筋群，特に肛門挙筋とほぼ平行に保たれる（図3a，b）．このように各レベルにおいて臓器が適切に保持されることで，骨盤内臓器は正しく働くことができる．なお，男性では出産がないため，骨盤内部の靱帯や筋膜を損傷することがない．そのため骨盤臓器脱などは起こらない．

2. 正常な蓄尿・排尿のメカニズム

　骨盤底部は，蓄尿時および排尿時における排出口の開閉において重要な役割を果たす．例えば，膀胱に150～200 mL以上の尿が貯まると，膀胱壁は伸展し，求心性線維が刺激され，その刺激が脊髄（S2～4）に達し，さらに上行して大脳に伝えられて尿意が生じる（初発尿意）．しかし，大脳は直ちに排尿が起こらないように抑制する．その後，膀胱内の尿容量が350～500 mLになると情報が，また大脳に伝達されて脳幹の排尿中枢を刺激し，

排尿収縮が形成される．同時に骨盤内臓神経の遠心路の活動により膀胱の排尿筋は収縮を始めるが，尿のもれを防ぐために外尿道括約筋は収縮する（最大尿意時期；図4a）．排尿の準備が整うと排尿抑制が取り除かれ，副交感神経によって排尿筋が収縮し，活動していた外尿道括約筋は弛緩して排尿が起こる（図4b）．排尿が終わると，再び蓄尿へ切り替わる[4]．一回の排尿時間は30秒以内で，排尿の流速にはピークがあるのが正常である．ダラダラした排尿や跡切れがある排尿は，なにかしらの異常があると考えてよい．さら

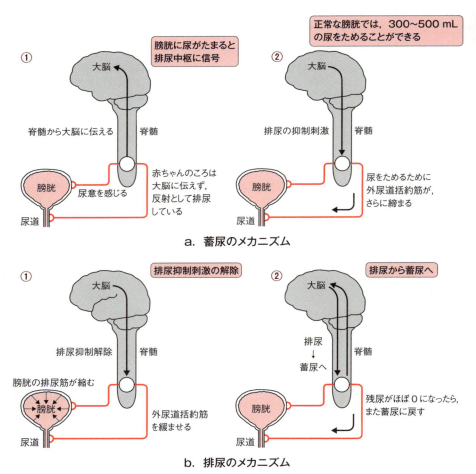

図4 蓄尿と排尿のメカニズム（文献4）より転載）

まゆみんのワンポイント講座

膀胱への刺激物とは！？

　適切に膀胱の中に尿を貯めるためには，飲物や食事に注意をしなければならない．コーヒーや紅茶，緑茶はカフェインが入っている．ビタミンCを含んだ100％ジュースも刺激物となる．炭酸飲料やアルコールも膀胱にとっては刺激物となる．つまり，飲物の中で膀胱刺激物が含まれないものは水である．頻尿や過活動膀胱の症状を有す場合は，膀胱刺激物を摂取しないように生活指導することが重要である．

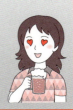

に，尿意を感じてから1時間程度はがまんできるのが正常であり，切迫感を伴って尿意をがまんできない場合は，なにかしらの問題が生じている可能性が高い．通常，1日の排尿回数は日中夜間合わせて8回程度である．夜間も2回までであれば問題はない．日中および夜間を合わせて10回以上であると頻尿とされる．しかし，排尿回数は摂取した食事や飲み物による影響も大きいため，1日だけで判断するのではなく，3日以上で同様の症状が続く場合に問題として考えるべきである．

3．尿禁制のメカニズム

　尿禁制とは，尿失禁または便失禁を生じないとことを指す．尿禁制には，尿道サポートシステムと括約筋閉鎖システムが正常に働く必要がある．尿道サポートシステムには，受動システム（靱帯，骨盤筋膜腱弓），能動システム（肛門挙筋などの筋や筋膜），コントロールシステム（陰部神経によるコントロール）や，それより上位中枢（脊髄，大脳）によるものがあげられる．一方，括約筋閉鎖システムとは，尿道括約筋自身の閉鎖能力のことである．尿道括約筋にはいくつかの括約筋があり，すべてが尿道の閉鎖に関連している．なお，尿道の入口を内尿道口と呼び，尿を体外に排出する出口を外尿道口と呼ぶ．

この尿道の全長（以下，尿道長）に対して，女性では内尿道口を0％，外尿道口を100％として表示した時，おのおののパーセンテージに応じた名称がついている（図5）．尿道長の20〜60％の位置を中部尿道と呼び，この部位は尿道横紋括約筋と平滑筋から構成されている（図5b）．また，尿道長の60〜80％の位置は尿生殖隔膜にあたり，ここに尿道圧迫筋や尿道腟括約筋などの平滑筋が存在する（図5a）．尿道長の80〜100％の位置には球海綿体筋が存在し，遠位尿道と呼ばれる．特に尿道長の60〜80％の位置には，多くの括約筋が存在するため，最も尿道を閉鎖する力が強い[5〜7]．また，膀胱内圧よりも高い圧力がこの部位にかかることで，尿禁制に貢献している．

一方，男性では尿道はその部位により後部尿道と前部尿道に分けられる（図6）．後部尿道は，さらに2つに分けられ，①前立腺部尿道（前立腺の中を通っている部分の約3cm程度．この部位には両側に射精管が開口している）と②膜様部尿道（恥骨結合の後方から尿生殖隔膜を通る部分のことで，長さは1cm程度．尿道の中で最も狭く，尿禁制を維持している部分）で構成されている．また，前部尿道も2つに分けられ，①球部尿道（会陰部にある部分で，内腔は比較的に広い）と②振子部尿道（陰茎部に存在する尿道のこと）に分けられる．第Ⅰ章でも述べたが，男性では女性に比べて尿道の長さが長いだけでなく，男性は尿道全長に尿道括約筋が存在し，さらに尿道海

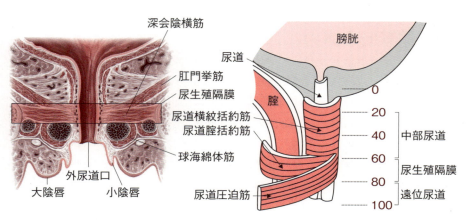

a. 第2層の骨盤底筋群　　　　b. 尿道周囲の括約筋群と尿道閉鎖圧

図5　女性の尿道サポートシステム（文献5）より改変転載）

綿体にも覆われているため，女性よりも尿禁制には有利な構造をしている．

　ある健常女性に対して，咳を行った際の膀胱内圧と尿道内圧を測定した研究では，膀胱内圧が高まる 250 m 秒前に尿道内圧が上昇し，尿道括約筋に予測的反射が存在することを証明した[8]．つまり，尿道サポートシステムと括約筋閉鎖システムの両者が正常に機能することで尿禁制が保たれる．

　この尿道サポートシステムと括約筋閉鎖システムのいずれかに障害が起きると，尿失禁が生じ，その障害部位により尿失禁のタイプも異なってくる．なかでも尿道サポートシステムに問題が生じて起こる骨盤底機能障害の代表例として，咳やくしゃみにより生じる腹圧性尿失禁がある．**図7**は，女性の腹圧に対する尿禁制のメカニズムを説明している．尿道の周囲には尿道括約筋が輪状に取り囲んではいるが，骨盤底筋群（恥骨尾骨筋，腸骨尾骨筋，恥骨直腸筋）は直接尿道を圧迫しているわけではない．ではなぜ，骨盤底筋群の筋力強化が尿失禁に必要なのであろうか．例えば，骨盤底筋群や内骨盤筋膜，骨盤筋膜腱弓が緩んだハンモックのようであれば，上方から加わった腹圧を跳ね返すことができず，下方に落ち込んでしまい尿失禁を生じさせてしまう．逆にピンと張ったハンモックのようであれば，膀胱および尿道は適切な位置に保たれ，咳やくしゃみなどにより腹圧が加わっても伝達された腹圧を跳ね返すことができ，尿禁制を保つことができる[5]．したがって，骨盤底筋群の機能を高めることが腹圧性尿失禁の予防・改善につながる．

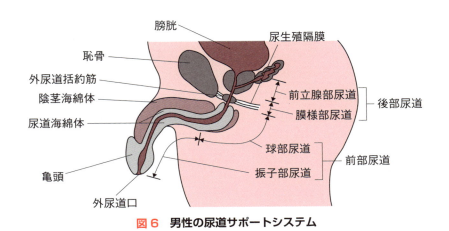

図6　男性の尿道サポートシステム

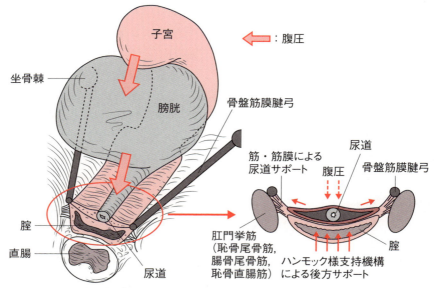

図7 女性の腹圧に対する尿禁制のメカニズム（文献5）より転載）

4. 正常な排便のメカニズム

　排便のメカニズムを理解するには，まず便がどのようにつくられるのかを知ることが重要である．われわれは食べ物を口から摂取すると，胃にいったんとどめて，強い酸性の胃液により食べ物をドロドロに溶かす．その後は十二指腸に送られ，肝臓でつくられた後，胆のうに蓄えられていた消化液（胆汁）と混ざる．胆汁はアルカリ性で，胃酸を中和する働きがある．また，膵臓からも膵液という消化酵素が分泌され，食物はさらに小さい栄養素に分解されて小腸へと送られる．分解された栄養素は，小腸で吸収されるが，食物繊維は消化されず大腸に進む．大腸では水分や電解質の吸収が行われ，食物残渣だけが集められて，これが便となる（図8）．健常者では，食事を摂取後24～72時間後に消化残渣が便として排出される．排出される便が水様便であれば，非常に速い速度（約10時間程度）で大腸を通過し，逆にヤギの糞のようなコロコロした便であれば，約100時間程度を要し，非常の遅い速度で

4 正常な排便のメカニズム

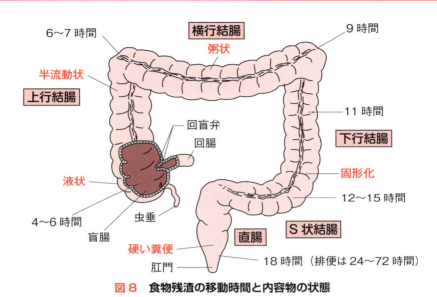

図8 食物残渣の移動時間と内容物の状態

消化管を通過していることになる．便は食べたものにより量が異なり，野菜や海藻などの食物繊維を多く摂取すると便量は増えるが，肉類や洋食が多いと便の量は少なくなる．

便が直腸まで下がってくると，直腸壁が伸展され，その刺激が仙骨神経を経由して大脳皮質に伝わり，便意が生じる．しかし，外肛門括約筋の収縮により，まだ肛門を開かないようにさせている．トイレに行き，排便する準備が整うと，便は大蠕動により結腸から直腸へと伝わり，その後，肛門まで運ばれる（図9）．排便の際には，骨盤隔膜に位置する恥骨直腸筋が大きく関係している．この筋は，恥骨より後方に走るが，直腸の周りを回って再び恥骨に戻るU字型の筋であり，骨には付着をしない筋である．また，この筋は直腸肛門角をつくり，通常90°程度の角度をなすが，排便姿勢をとって筋を緩ませると直腸肛門角は鈍角となり，便が肛門まで運搬される（図10）．さらに排便時には，横隔膜は低い位置に下がり，腹壁は膨らみ，ウエストも広がるようになる．同時に骨盤底筋群は弛緩し，便が排出される[9]．

第Ⅱ章　骨盤底機能

> **排便までの順序**
>
> ① 大蠕動が生じる
>
> ② 便が直腸内に入る
>
> ③ 直腸内圧が上昇し（30〜50 mmHg），直腸壁が伸展して骨盤内臓神経を刺激
>
> ④ 興奮が上位に伝達する
>   骨盤内臓神経→排便中枢（S2〜4）→大脳→便意発生
>
> ⑤ 排便運動
>   ・内外肛門括約筋の弛緩
>   ・恥骨直腸筋の弛緩
>   ・直腸の蠕動運動
>   ・横隔膜の下降
>   ・腹部の膨隆（遠心性収縮）

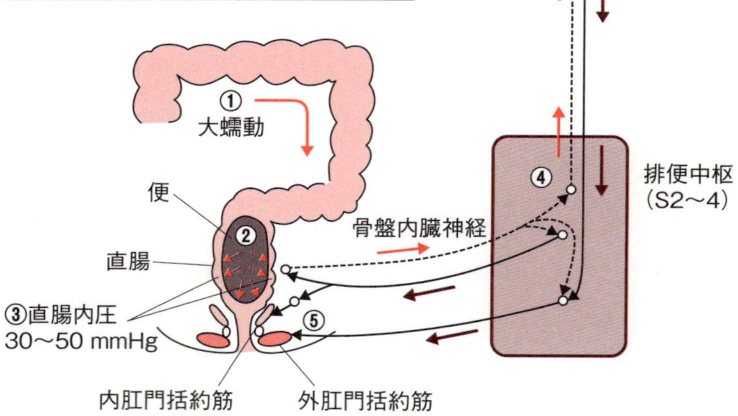

図9　排便のメカニズム

5. 骨盤底筋群の運動機能

1）姿　勢

　骨盤底筋群は，前述で述べたように骨盤内臓器を支持し，さらに腹横筋，多裂筋，横隔膜と共同して姿勢保持の役割も担っている．そのため，骨盤底筋群は姿勢保持に必要な遅筋線維の割合が高くなっている．各骨盤底筋群の遅筋線維の割合は，恥骨尾骨筋の前方部では67％[10]，後方部では76％[10]，また尿道周囲の肛門挙筋では95％[11]との報告がある．また，姿勢の違いに

5 骨盤底筋群の運動機能

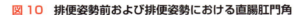

a. 排便姿勢前（立位）　　　b. 排便姿勢（座位）

図 10　排便姿勢前および排便姿勢における直腸肛門角

排便姿勢前では，恥骨直腸筋と外肛門括約筋が収縮するため対側方向に牽引されて直腸肛門角は約 90°の角度をなす．一方で排便姿勢になると，恥骨直腸筋と外肛門括約筋は弛緩するため，対側方向に牽引されている力が緩み，直腸肛門角は約 120°の角度となり，便が排出される

おける骨盤底筋群の随意収縮の研究では，背臥位は骨盤中間位において最も骨盤底筋群の随意収縮が高かったと報告している[12]．一方，安静時の座位姿勢における骨盤底筋群と腹筋群の筋活動の差を比較した研究では，slump姿勢に比べて uplight 姿勢で有意に骨盤底筋群の活動性が増加していたと報告している[13]．このことからも，骨盤底筋群を適切に働かせるためには，姿勢が重要であるということがわかる．また，速筋線維および遅筋線維の両者に対してアプローチすることが重要である．

2）体幹の安定

体幹の安定化に関する研究では，腹横筋に関する研究をはじめ多くの報告がなされており，腹横筋は上下肢や体幹の運動に先行して収縮していたことが報告されている[14〜18]．同様に腹横筋の共同筋である骨盤底筋群は，腹横筋，横隔膜，多裂筋とともに，上下肢の素早い動きに先行して活動していた．さらに尿禁制群と尿失禁群に対する研究では，肩関節の屈曲・伸展運動の際に，尿失禁群は骨盤底筋群の収縮が遅延しており，逆に尿禁制群は骨盤底筋群の収縮が先行していたと報告している（図 11）[19]．献体を用いた骨盤底筋群の

第Ⅱ章　骨盤底機能

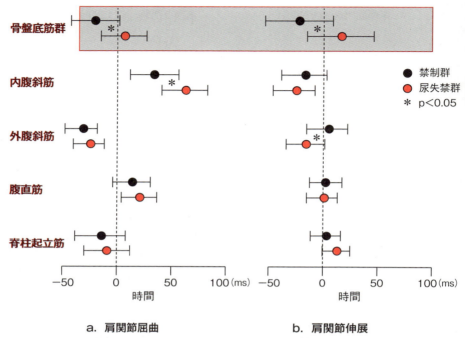

a. 肩関節屈曲　　　　　　b. 肩関節伸展

図11 禁制群と尿失禁群における骨盤底筋群・腹筋群・脊柱起立筋の働き
（文献19）より転載）

収縮と仙腸関節の剛性に関する研究では，骨盤底筋群の各筋群に対して，バネを用いてシュミレーションし共同収縮させた場合，仙腸関節の剛性は有意に増加した．一方，各筋が個々に収縮した場合で剛性は増加せず，尾骨筋の収縮は仙骨のカウンターニューテーション（起き上がり運動）を生じさせることを明らかにした[20]．臨床上，尾骨筋に過緊張があると，仙骨はカウンターニューテーションしている場合が多く，仙腸関節痛を訴えることが多い．したがって，骨盤底筋群がバランスよく適切に収縮することが骨盤の安定化を促し，さらに体幹の安定化を導くと考えられる．

3）呼　吸

骨盤底筋群は，呼吸とも非常に深い関係があり，ある研究では腹横筋，骨盤底筋群，横隔膜とともに呼吸の相に合わせた活動だけではなく，持続的に

5 骨盤底筋群の運動機能

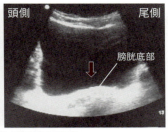
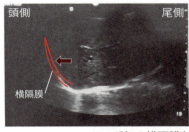
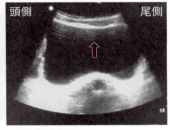

a. 吸気の横隔膜および骨盤底筋群

b. 呼気の横隔膜および骨盤底筋群

図12　腹式呼吸　▶動 画 02

　腹式呼吸では，横隔膜は吸気では大きく下方に動き，呼気では上方に動く．骨盤底筋群は吸気で下方に下がり，呼気で頭側に挙上する

活動することが認められたと述べている[21]．筆者が臨床上で重要視している呼吸の方法は，腹式呼吸，上位胸式呼吸，下位胸式呼吸，逆腹式呼吸の4つある．各方法により，おのおのの筋群の活動パターンは異なり，骨盤底筋群にかかる負荷も異なっている．実際に各方法の呼吸時における横隔膜や骨盤底筋群は，どのように動いているのかを超音波画像診断装置を用いて，以下に解説する．

a. 腹式呼吸（図12）

　腹式呼吸は，吸気にて腹部が膨らみ，呼気で腹部がへこむ．つまり，吸気では腹部が膨隆するとともに，横隔膜は下方に下がる．同時に骨盤底筋群も下方に下がる．その後の呼気では，骨盤底筋群および横隔膜も元の位置まで上昇して戻る．

b. 上位胸式呼吸（図13）

　上位胸式呼吸は，上位肋骨を挙上させる呼吸法で，吸気で上位肋骨は挙上

第Ⅱ章　骨盤底機能

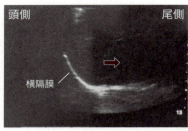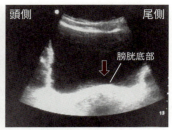

a．吸気の横隔膜および骨盤底筋群

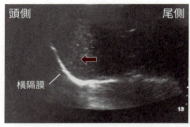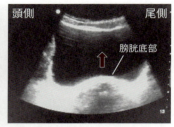

b．呼気の横隔膜および骨盤底筋群

図 13　上位胸式呼吸　▶動画 03

　上位胸式呼吸では，横隔膜および骨盤底筋群ともに吸気と呼気の動きの方向は腹式呼吸同様だが，動きの振幅が小さい

　し，その後，腹部が膨らんでいく．この時，腹式呼吸と同様に吸気では腹部が広がるとともに，横隔膜は下方に下がる．同時に骨盤底筋群も下方へやや下がる．その後の呼気では，骨盤底筋群および横隔膜も元の位置まで上昇して戻る．

　c．下位胸式呼吸（図 14）

　下位胸式呼吸は，吸気にて上位肋骨は挙上することはなく，下位肋骨を外側へ広げていく呼吸法である．そのため吸気では，横隔膜は下方への動きが非常に小さい．またこの場合，腹部の膨隆もなく，骨盤底筋群の下方への動きは，ほとんど認められない．

　d．逆腹式呼吸（図 15）

　逆腹式呼吸は，腹式呼吸と逆に吸気で腹部をへこまし，呼気で腹部を膨隆させる呼吸法である．この方法では，呼気で腹部を外側に突き出した際に骨盤底筋群には下方への圧が大きく加わる．なお，これは武道などを行う人が用いる呼吸法である．この方法は，骨盤底筋群の機能もよく，またトレーニ

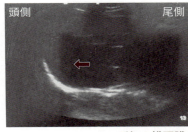
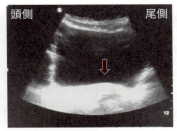

a. 吸気の横隔膜および骨盤底筋群

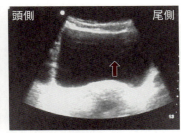

b. 呼気の横隔膜および骨盤底筋群

図14 下位胸式呼吸 　動画04

　下位胸式呼吸でも腹式呼吸と同様で，吸気と呼気時の横隔膜と骨盤底筋群の動きの方向は同じである．しかし，動きの振幅は上位胸式呼吸の際よりも，さらに小さい

　ングに精通した人が，この呼気法を行っても大きく骨盤底筋群が下方に下がることがないが，骨盤底機能障害を有する人がこの呼吸法を用いてしまうと，骨盤底筋群を大きく下方に下げさせてしまい，尿失禁や骨盤臓器脱症状を呈す場合がある．

　したがって，胸式呼吸のように腹部をあまり動かさない呼吸法では，横隔膜の動きも小さく，相対的な位置にある骨盤底筋群にも下方への圧が加わりにくくなっている．逆に，腹式呼吸では横隔膜を大きく動かすために，吸気で大きく骨盤底筋群を下方へ押し下げる．一方で，逆複式呼吸では呼気でより強く骨盤底筋群を下方へ押し出す力がかかる．臨床上，尿失禁や骨盤臓器脱の症例では，下方への圧を敬遠するためか，自然と胸式呼吸をとっていることがある．症例を理解するためにも，各呼吸時に骨盤底筋群がどのような症状を増悪させるおそれがあるか，または逆腹式呼吸を行って影響を受けているのかを確認することは重要であると考える．

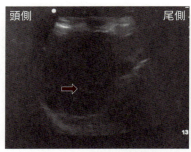 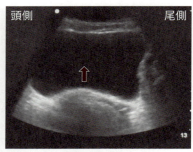
a. 吸気の逆腹式呼吸（横隔膜および骨盤底筋群）

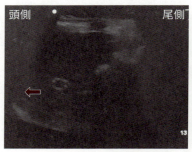 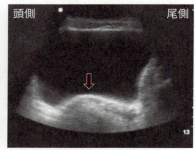
b. 呼気の逆腹式呼吸（横隔膜および骨盤底筋群）

図15　逆腹式呼吸　▶動　画 05

　逆腹式呼吸は吸気で腹部がへこみ，呼気で腹部を膨らませる．この時，吸気時では横隔膜は尾側へ下がり，骨盤底筋群はあまり動きがない．呼気では下腹部を突き出す際，横隔膜は制動をかけながら頭側に上昇し，骨盤底筋群は大きく尾側方向へ押し出される

4）筋の柔軟性

　骨盤底筋群の弱化により引き起こされる尿失禁に対しては，骨盤底筋群を強化するというイメージが強いかもしれない．しかし，骨盤底筋群も他の四肢に存在する筋群と同様に柔軟性が大切である．例えば，スムーズな排尿や排便を行うためには，骨盤底筋群は遠心性収縮によって安静時の位置よりもやや下制することが不可欠となる．この動きに必要とされるのが，筋の柔軟性である． 図16 は，柔軟性のある骨盤底筋群の運動範囲を解説している．骨盤底筋群には，骨盤内臓器を支える適度な筋緊張を要すことが重要である．そのため，随意収縮時の挙上の動き，安静時の適度な筋緊張，Buldging（少し骨盤底筋群を意図的に下げる）の動きがある．排泄時には，Buldgingの動きが必要である．例えば，骨盤底筋群の上方への動きが乏しく，下方への動

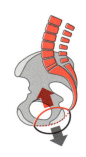

【骨盤底筋群の運動範囲】
・骨盤底筋群の随意収縮時（➡方向で──の曲線）
・安静時の適度な筋緊張（……の曲線）
・膨らませる（Buldging）時（➡方向で──の曲線）

図16　骨盤底筋群の運動範囲

きが大きい場合は，尿失禁や骨盤臓器脱症状を呈していることが多く，逆に骨盤底筋群の下方へ動きが乏しい場合は，尾骨痛や仙腸関節痛などの骨盤帯疼痛が生じていることが多い．したがって，尿失禁や骨盤帯疼痛といった症状がある場合は，骨盤底筋群の柔軟性を確認することが大切である．

6. 適切な腹圧のコントロール

　腹圧は横隔膜や腹筋，骨盤底筋群の随意収縮により変化する．この腹圧により排尿や排便は行われ，嘔吐なども腹圧によって行われる．また，女性にとっては分娩の際の子宮収縮を補助する重要な役割もある．腹圧のコントロールに何が必要なのかを理解するには，まずは腹腔の構造を理解しなければならない．腹腔とは骨と筋，筋膜，腱膜で構成されている．腹腔の頭側には横隔膜，尾側には骨盤と骨盤底筋群，腸腰筋，内閉鎖筋，梨状筋からなる．一方，背側では腰椎，腰方形筋や大腰筋などの深層筋があり，腹側と外側には腹直筋，腹横筋，内腹斜筋，外腹斜筋からなっている．腹圧は姿勢により重力の影響を受ける．その度合は安静背臥位の腹圧が最も重力の影響が低く，次いで座位，立位の順となる．咳やくしゃみを行うと，さらに腹圧は上昇する．また，腹圧があることで脊柱と体幹を支える役割も担っている[22]．腹圧が筋・筋膜の支持強度より大きい場合は，尿失禁や骨盤臓器脱，ヘルニアが生じている．これは腹部や骨盤内臓器への重力，および頭側から尾側に向かって強く腹圧がかかるためである．このように腹圧がかかる時，咽頭内の

声門が閉鎖され，肺内に空気がとどめられる．そのため，横隔膜は胸腔側からも支持される．しかし，骨盤底筋群および骨盤底部は下方に臓器といったものはなく，下から支えられることもないが，尿道口，腟口，肛門といった体外への排出口があるため，排出口などをもたない他の側壁や腹壁などといった部位に比べると非常に脆弱である（図17）[2]．これらの理由もあり，いきみによる腹圧がかかった分娩後は過度に骨盤底筋群が伸張され，安静時の筋緊張が低下し，さらに骨盤底筋群の筋力も低下してしまうため，腹圧に対して対抗できなくなり，排泄トラブルや骨盤臓器脱を起こしやすくなる．

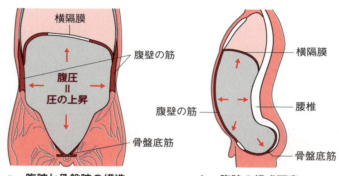

a. 腹腔と骨盤腔の構造　　b. 腹腔の構成要素

図17　腹腔を形成する骨・筋・筋膜および腱膜と腹圧による影響（文献2）より転載）

まゆみんのワンポイント講座

飲みすぎたのに，吐いても尿をもらさないのはなぜ？

　胃内圧と腟圧，肛門内圧を測定した研究によると，胃内圧が上昇する500 m秒前に腟圧および肛門内圧が上昇することが報告されている[16]．これはどういうことであろうか？　日常生活で想像してみると，嘔吐する時の腹圧が想像できる．嘔吐する際に，腟圧や肛門内圧が胃内圧の上昇よりも遅い場合は，嘔吐しながら失禁してしまうということになる．みなさん，飲みすぎの際，自分の体をとおして感じてみるのもよいかもしれませんよ！

7. 性的興奮時におけるメカニズム（生殖器・会陰・骨盤底部）の反応

　男女ともに性機能において骨盤底機能は影響する．特に解剖学的には尿生殖隔膜に存在する筋群の働きが重要である．以下に，男女別の性的興奮時におけるメカニズムを解説する．

1) 男性のメカニズム

　男性の場合，豊富な知覚神経が存在する陰茎の亀頭部に刺激が加わると，仙髄感覚神経（S2 ～ 4）と胸髄神経（T10 ～ 12）を経て，脊髄の勃起中枢に到達する．この反射が起きると，副交感神経からの遠心路を経て陰茎に信号が伝わる．その後，陰茎海綿体が弛緩することで，海綿動脈とらせん動脈が拡張し，海綿体が急激に充血して勃起が生じる．この時，坐骨海綿体筋と球海綿体筋は反射性に収縮している．一方で精巣でつくられた精子は，主に精巣上体管で蓄えられている．性的興奮が極点に達すると精子は精管を通り，射精管から陰茎内の尿道へ分泌物を排出（射精）する．その際，精管には精嚢からの分泌物が，尿道には前立腺から分泌物が放出される．

2) 女性のメカニズム

　女性の場合，外陰の前方部に陰核がある．これは発生学的に男性の陰茎に相当し，男性と同様に深部に左右の脚が恥骨につながっている．また，陰核は海綿体を芯にしてできており，知覚神経に富んでいる．左右の小陰唇に囲まれる部分は腟前庭と呼ばれ，粘膜状の皮膚で覆われている．腟前庭の両側には前庭球があり，男性の尿道海綿体にあたる勃起装置が存在する．さらに後端にバルトリン腺があり，性的興奮の際に粘液を放出する．

文献

1) Delancey JO : Anatomic aspects of vaginal eversion after hysterectomy. *Am J Obstet Gynecol* **166** : 1717–1724, 1992
2) Schünke M, et al : Prometheus LernAtlas der Anatomie — Innere Organe. Georg

thieme Verlag, Stuttgart, 2009

3) Petros PEP : The Female Pelvic Floor — Function, Dysfunction and Management According to the Integral Theory. Springer, Heidelberg, 2004

4) 西村かおる（監）：あなたが始める生活を支える排泄ケア—尿・便失禁トラブルを抱えた患者の生活を支えるために. 医学芸術社, 2002, pp8-14

5) Ashton-Miller JA, et al : The functional anatomy of the female pelvic floor and stress continence control system. *Scand J Urol Nephrol Suppl* **207** : 1-7, 2001

6) Bø K, 他（著）, 野村昌良, 他（監訳）：エビデンスに基づく骨盤底の理学療法 科学と臨床をつなぐ 原著第2版. 医歯薬出版, 2017

7) Sapsford R, et al : Women's Health — A Textbook for Physiotherapists. WB Saunders, Philadelphia, 1998

8) Constantinou CE, et al : Spatial distribution and timing of transmitted and reflexly generated urethral pressures in healthy women. *J Urol* **127** : 964, 1982

9) Markwell SJ, et al : Physiotherapy management of obstructed defaecation. *Aust J Physiother* **41** : 279-283, 1995

10) Gilpin SA, et al : The pathogenesis of genitourinary prolapse and stress incontinence of urine. A histological and histochemical study. *Br J Obstet Gynaecol* **96** : 15-23, 1989

11) Gosling JA, et al : A comparative study of the human external sphincter and periurethral levator ani muscles. *Br J Urol* **53** : 35-41, 1981

12) Sapsford RR, et al : Co-activation of the abdominal and pelvic floor muscles during voluntary exercises. *Neurourol Urodyn* **20** : 31-42, 2001

13) Sapsford RR, et al : Pelvic floor muscle Activity in Different Sitting Postures in Continent and Incontinent Women. *Arch Phys Med Rehabil* **89** : 1741-1747, 2008

14) Hodges PW, et al : Contraction of the abdominal muscles associated with movement of the lower limb. *Phys Ther* **77** : 132-142, 1997

15) Hodges PW, et al : Feedforward contraction of transversus abdominis is not influenced by the direction of arm movement. *Exp Brain Res* **114** : 362-370, 1997

16) Sapsford RR, et al : Contraction of the pelvic floor muscles during abdominal maneuvers. *Arch Phys Med Rehabil* **82** : 1081-1088, 2001

17) Neumann P, et al : Pelvic floor and abdominal muscle interaction : EMG activity and intra- abdominal pressure. *Int Urogynecol J Pelvic Floor Dysfunct* **13** : 125-132, 2002

18) Sapsford R : Rehabilitation of pelvic floor muscles utilizing trunk stabilization. *Man Ther* **9** : 3-12, 2004

19) Smith MD, et al : Postual activity of the pelvic floor muscles is delayed during rapid arm movements in women with stress urinary incontinence. *Int Urogynecol J Pelvic Floor Dysfunct* **18** : 901-911, 2007

20) Pool-Goudzwaard A, et al : Contribution of pelvic floor muscles to stiffness of the pelvic ring. *Clin Biomech*（Bristol, Avon）**19** : 564-571, 2004

21) Hodges PW, et al : Postural and respiratory functions of the pelvic floor muscles. *Neurourol Urodyn* **26** : 362-371, 2007

22) Hodeges PW, et al : Intra-abdominal pressure increases stiffness of the lumbar spine. *J Biomech* **38** : 1873-1880, 2005

第Ⅲ章

骨盤底機能障害の原因
謎を探ってみよう!!

　骨盤底機能障害は，なぜ引き起こされるのか．ここでは，骨盤底機能障害の関連因子を考える．図1は，筆者が考える骨盤底機能障害の原因を図式化したものである．特に大きなリスク因子と考えられるのは，女性の妊娠・出産である．また，男女に共通するリスク因子としては，骨盤内臓器の術後で，女性では子宮癌や子宮筋腫などが，男性では前立腺肥大症や前立腺癌があげられる．そのほか，肥満および排便時の怒責などの誤った排泄姿勢や習慣，骨盤後傾位や過剰前傾位による腹圧上昇動作，腰痛や骨盤輪不安定症，加齢が考えられる．なぜ，この因子がリスクとなりえるのかを，以下に解説していく．

図1　骨盤底機能障害の原因

リスク因子	原因	骨盤底機能障害
・妊娠・出産 ・肥満 ・排便時の怒責 ・骨盤内臓器の術後 ・姿勢（体幹屈曲・骨盤後傾位での腹圧上昇動作） ・腰痛，骨盤輪不安定症 ・加齢	・神経学的損傷 ・骨盤底筋の筋機能低下（筋緊張・筋力・持久力）など ・廃用，身体活動の減少 ・腹部筋の筋緊張の低下 ・誤った腹圧上昇課題の繰り返し	尿失禁，骨盤臓器脱，仙腸関節痛など

1. 妊娠・出産が骨盤底筋群に与える影響

　妊娠期には，胎児や羊水を含め5kgを超える重さが骨盤底部にかかる．そのため，特に妊娠後期になると会陰全体が下方に偏位する．また，胎児の成長に伴い，体重および腹囲の増加が生じ，姿勢に大きな影響を及ぼす（図2）．そのため腹圧のコントロールが困難になり，腹圧性尿失禁を呈することが多い．さらに，妊娠初期より分泌される女性ホルモンの一つであるリラキシンの影響により，骨盤に付着する靱帯が緩み，恥骨痛などの骨盤輪不安定症を呈する場合もある[1〜3]．この時期に妊婦で起こりうるトラブルとして，「肩こり，頸部痛」「腰背部痛」「仙骨痛，恥骨痛，尾骨痛」「股関節周囲の疼痛」があり，症状の軽い場合は治療に至らなく軽視されることがある．

　わが国における産褥期の腰痛の実態調査によると，産後1カ月までは約50％に腰痛が認められ，そのうち23.9％は非妊時から発症していた．また，8.6％は以前の妊娠から軽快しないまま，次の妊娠をしており，産褥4日目

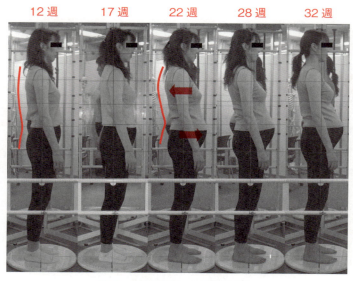

図2　妊娠週数による姿勢変化

の腰痛自覚者のうち21.5％が産褥2カ月まで続いていたとの報告もある[4]．さらに，出生時の体重が4,000g以上の胎児や分娩第二期（子宮口が開大してから胎児が娩出されるまでの時間）の遷延，機械分娩（吸引分娩，鉗子分娩）などは，肛門挙筋の剥離損傷の可能性を増加させることが報告されている[5,6]．このように産後は，会陰切開や会陰裂傷などの分娩状況が大きく影響し，各症例により主要因は異なるが，それによって腹圧性尿失禁や骨盤臓器脱が生じる可能性が多くある．

図3は分娩時の模型を示している．この図からも胎児により分娩時には骨盤底筋群が大きく伸張されているのがわかる．また，図4は骨盤底筋群を24の筋束に分けて，分娩時のどの筋束にどの程度の負荷がかかるかをシミュレーションした研究である．この報告によると，筋束2番の恥骨尾骨筋に最も強い負荷が加わり，静止時より3.26倍も伸張されていることがわかる[7]．

図5は分娩時の会陰裂傷のレベルを示している．会陰裂傷のレベルは4段階に分けられ，数字が大きくなるほど，裂傷が重度になる．第1度の裂傷では，会陰皮膚および腟壁の粘膜表面のみに限局し，筋層には達しない裂傷であり，自然治癒も可能なレベルである．第2度の裂傷は，球海綿体筋や浅会陰横筋などの表層の会陰筋層に及ぶが，外肛門括約筋には達しない裂傷である．このレベル以上は縫合が必要である．第3度の裂傷は，外肛門括約筋や直腸腟中隔にまで達する裂傷である．第4度の裂傷は，第3度の裂傷に加え

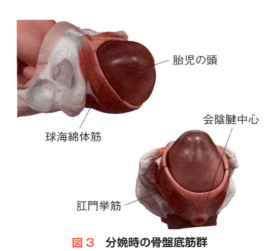

図3　分娩時の骨盤底筋群

第Ⅲ章　骨盤底機能障害の原因

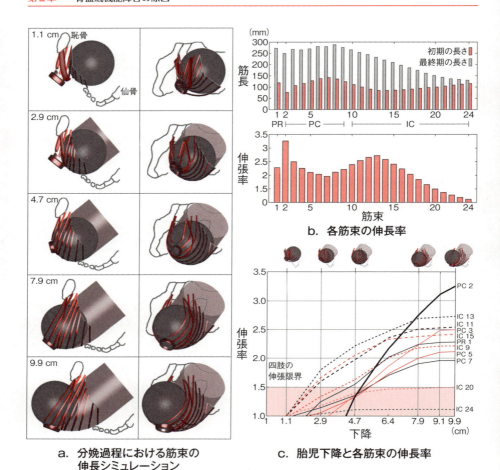

a. 分娩過程における筋束の伸長シミュレーション

b. 各筋束の伸長率

c. 胎児下降と各筋束の伸張率

図4　分娩時の骨盤底筋群の伸張に関する研究報告（文献7）より転載）
PC：恥骨尾骨筋，PR：恥骨直腸筋，IC：腸骨尾骨筋

て肛門粘膜や直腸粘膜の損傷を伴う裂傷である．さらに，分娩時には会陰切開を受けている症例も多く，その場合は人工的な第2度の裂傷を意味している．そのため産後の骨盤底機能障害に対しても，会陰切開の有無を確認することが重要である．会陰切開には図6[8)]のように，いくつかの手法があるが，臨床的に多いのは側切開と正中切開である．したがって，会陰裂傷および会陰切開により損傷が重度の場合は，腹圧性尿失禁や骨盤臓器脱，便失禁といった問題が生じる．

1 妊娠・出産が骨盤底筋群に与える影響

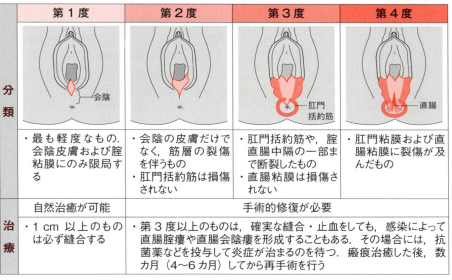

図5 会陰裂傷の程度と分類

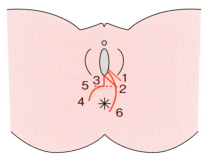

1：側切開法
2：正中側切開法
3：正中切開法
3+4：正中J字切開法
3+5：modified 正中切開法
6：Schuchardt の切開法

図6 会陰切開の方法（文献8）より転載）

まゆみんのワンポイント講座

肛門挙筋損傷と骨盤臓器脱の深い関係

　肛門挙筋損傷は，骨盤臓器脱のない女性の16％，骨盤臓器脱がある女性の55％に認められたと報告されており[9]，肛門挙筋損傷が骨盤臓器脱と強く関連しているといえる．肛門挙筋の評価方法を図7で示す．オランダの30〜50歳の妊娠に関連した骨盤底機能障害の報告によると，52％で排泄障害が認められ，尿失禁，性機能障害あるいは便秘を含む骨盤底機能障害と腰痛・骨盤帯疼痛を併発していたとしている[10]．

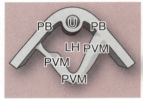
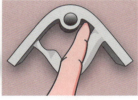
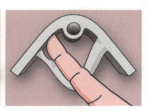

a．肛門挙筋の評価モデル　　b．肛門挙筋の健常側　　c．肛門挙筋の損傷側

図7　経腟触診による肛門挙筋の評価

恥骨尾骨筋（肛門挙筋の一つ）の起始部である恥骨後面を触診すると，産後や骨盤臓器脱がある場合では恥骨尾骨筋の剥離が考えられ，そのため広いスペースが確認できる．LH：挙筋裂肛，PB：恥骨，U：尿道，PVM：恥骨内蔵筋

2．便秘・排泄姿勢および習慣が骨盤底筋群に与える影響

　便は，通常であれば24〜72時間以内に腸内で消化・吸収がされて排出されるが，長時間，腸内にとどまることで便の重みにより骨盤底部に負荷がかかってしまう．特に便秘の人は，便が硬く重くなるため，その重みを骨盤底部で支えなければならなく，それにより骨盤底筋群が伸張されてしまう可能性がある．また，適切な排便時には骨盤底筋群を弛緩することで，肛門より便が排出されるが，骨盤底筋群に過緊張がある場合は，排便の際に骨盤底筋群を緩めることができず，習慣的にいきみを伴うことで排出しようとする．

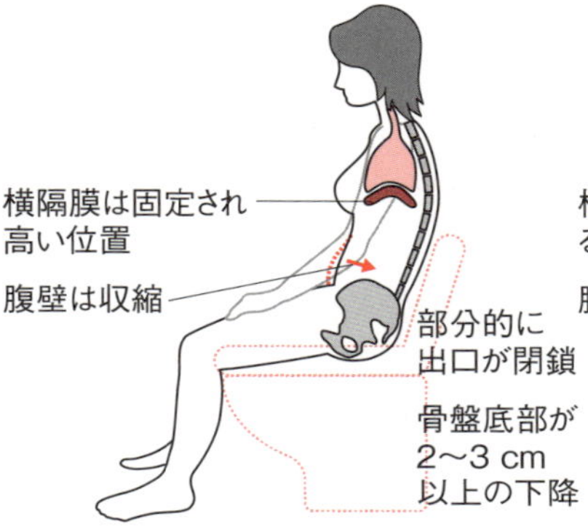

図8 排便時の姿勢

これにより骨盤底筋群には，さらに負荷がかかってしまう．通常，排便時には強いいきみは行わない．習慣的にいきみを伴った排便を繰り返すことが多い便秘の人は，これにより骨盤底筋群の弱化を導くことになる．図8は，排便時の姿勢と腹部・骨盤底部の動きを説明している．適切な排便姿勢では，上体は前傾し，横隔膜は低い位置に固定されることで腹壁は外に広がり，また外肛門括約筋は弛緩する．そのため，骨盤底部の下制は2〜3cm以内にとどまった状態となり，正しい排便ができる．一方，誤った排便では横隔膜は高い位置で固定され，腹壁は求心性により収縮するため凹み，また外肛門括約筋は部分的に収縮したままの状態で緩みきれなくなる．このため排便時には，強いいきみによって骨盤底を押し下げることになり，骨盤底部は2〜3cm以上下制する[11]．この状態が続くと，骨盤底機能障害を引き起こすので，排便時は正しい姿勢で行うことが重要となる．

3. 日常姿勢と腹腔内圧のコントロールが骨盤底筋群に与える影響

　日常生活の中で考慮しなければならない良い姿勢とは，骨盤底筋群の収縮を促しやすく，さらに腹腔内圧のコントロールをしやすい姿勢である．一方，

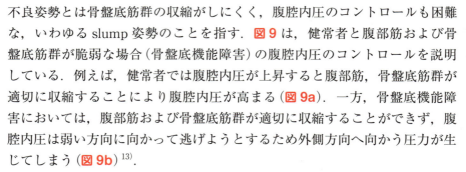

まゆみんのワンポイント講座

尿失禁が人工股関節の手術により改善するってホント！？

　人工股関節置換術後に関しては，術式が前方侵入と後方侵入で尿失禁の有病率が異なることが報告されている[12]．その報告において，後方侵入群では改善2.5％，不変75％，やや悪化10％，悪化2.5％であった．一方，前方侵入群では改善22.2％，やや改善2.8％，不変72.2％，やや悪化2.8％であった．したがって，尿失禁は前方侵入群で有意に改善するが，後方侵入群では悪化の傾向がみられた．尿失禁の原因として，内閉鎖筋は肛門挙筋と連結しているので，股関節の機能不全により肛門挙筋が萎縮し，生じていと考えられる．そのため，人工股関節置換術後は，股関節筋が強化させれたことで尿失禁も改善されたと思われる．直接には関係がないと思われる股関節機能と骨盤底筋群が，とても密接に関係している．よって，股関節疾患であれば，排泄機能をはじめとする骨盤底機能を，逆に骨盤底機能障害があれば，股関節の運動機能を必ず評価するべきである．

　不良姿勢とは骨盤底筋群の収縮がしにくく，腹腔内圧のコントロールも困難な，いわゆる slump 姿勢のことを指す．**図9**は，健常者と腹部筋および骨盤底筋群が脆弱な場合（骨盤底機能障害）の腹腔内圧のコントロールを説明している．例えば，健常者では腹腔内圧が上昇すると腹部筋，骨盤底筋群が適切に収縮することにより腹腔内圧が高まる（**図9a**）．一方，骨盤底機能障害においては，腹部筋および骨盤底筋群が適切に収縮することができず，腹腔内圧は弱い方向に向かって逃げようとするため外側方向へ向かう圧力が生じてしまう（**図9b**）[13]．

　また，腹腔内圧のコントロールには骨盤位を考慮する必要がある．例えば，咳や下肢の挙上などの腹腔内圧の上昇課題時に骨盤が後傾位にあると，より真下に下方への力が骨盤底部に対してかかりやすくなる（**図10**）[14]．これは，さらに上部体幹の影響も大きく関係する．筆者も骨盤後傾位において上部体幹が後方に位置している人が，腹腔内圧の上昇課題時に骨盤底部が有意に下降したことを報告している[15]．例えば，この時の姿勢は産後における母親の抱っこ姿勢や，中高年で尿失禁および骨盤臓器脱などのトラブルを有す症

3　日常姿勢と腹腔内圧のコントロールが骨盤底筋群に与える影響

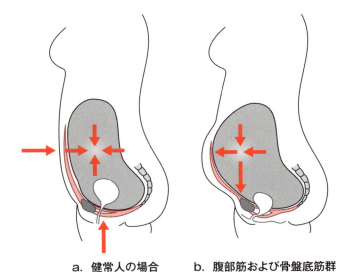

a. 健常人の場合　　b. 腹部筋および骨盤底筋群
　　　　　　　　　　　の脆弱な場合

図9　健常人と腹部筋および骨盤底筋群が脆弱な場合の腹圧コントロール
a：健常人では腹壁や骨盤底筋群が適切に保たれているため、腹圧上昇時に腹膜内圧がコントロールされている
b：腹壁や骨盤底筋群が脆弱な場合、弱いほうに向かって腹圧がかかり外に押し出されてしまう

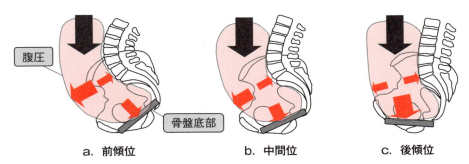

a. 前傾位　　　　　b. 中間位　　　　　c. 後傾位

図10　骨盤位と腹圧コントロール
中間位に比べて、後傾位では腹圧上昇課題時に骨盤底部が有意に下制しやすい

例に多くみられる（図11）．逆に、骨盤に過剰な前傾があり、腹筋群の支持も弱い場合も上部からの腹圧が骨盤内の前方部にかかりやすくなり、膀胱や尿生殖三角部に下垂感や圧迫感の症状を呈す症例も経験する．この過剰な前傾位または後傾位姿勢で上部からの腹圧が繰り返し日々加わることで、年数

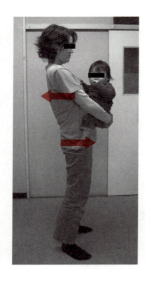

図11　骨盤底筋群に負荷のかかりやすい姿勢

　よくみられる母親の抱っこ姿勢である．骨盤は後傾位で，腹部に子どもをのせて上部体幹は後方位にある．この姿勢では骨盤底部へ腹圧がかかりやすい

まゆみんのワンポイント講座

肥満が骨盤底筋群に与える影響

　肥満も骨盤底機能障害に関係する．これは，骨盤底筋群が骨盤の最下層で上部にある臓器を支持しているからである．特に，内臓脂肪型の肥満が骨盤底筋群に影響を及ぼす．つまり，内臓に脂肪が多いと，痩せている人と比べて，その重量が骨盤底筋群に負荷としてかかるからである．BMIやウェスト・ヒップ比（ウェスト・ヒップ比は男性で1.0以上，女性では0.9以上が内臓脂肪型肥満とされている）が増加すればするほど，腹圧性尿失禁や混合性尿失禁の症状が増すため，減量が尿失禁改善の第一選択に含まれるべきである[16]．つまり，腹圧性尿失禁は骨盤底筋群のトレーニングだけでなく，食生活の見直しも含めたアプローチが重要である．

を経て中高年以降に排泄トラブルや骨盤臓器脱を有してしまうことが推察される．したがって，適切な骨盤底筋群の収縮を得られやすく，さらに腹腔内圧の上昇課題の際にもタイミングよく骨盤底筋群が反応することができるように姿勢のコントロールを行うことが重要である．

4. 仙腸関節痛の有無が骨盤底筋群に与える影響

　仙腸関節痛を有す症例は，尿失禁などの排泄トラブルを併発していることが多い．仙腸関節痛の有無を評価する自動下肢挙上伸展（ASLR：Active Straight Leg Raising）テストでは，仙腸関節痛を有する群は横隔膜の上下振幅運動が減少し，骨盤底部は下方へ押し出されたとの報告がある（図12）[17]．これは仙腸関節痛では，下肢の挙上時にいきみを行うことで，横隔膜は固定されてしまうことが考えられる．また，骨盤底筋群はその際に大きく下降してしまっている．一方，仙腸関節痛のない症例では下肢の挙上時に横隔膜の振幅は変化することなく動いており，骨盤底筋群の下降も少ない．この反応は，仙腸関節痛などの骨盤輪不安定症を有する症例においても，下肢の挙上運動などの負荷に対して骨盤底筋群を含めた骨盤の安定化が十分に機能できていないことを示している．この研究は背臥位でのASLRテストであるが，われわれは歩行の中で，常に下肢の挙上運動を繰り返し行っている．この歩行の際に下肢の負荷伝導コントロールが機能できていないと，どうなるであ

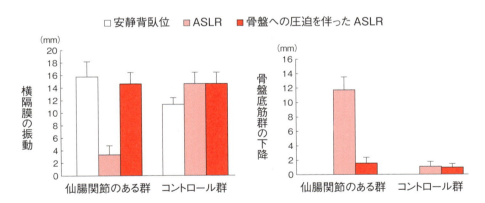

a. ASLRテスト時の横隔膜の振幅　　b. ASLRテスト時の骨盤底筋群の下降

図12　自動下肢挙上伸展（ASLR）テスト時における横隔膜の振幅と骨盤底筋群の下降
（文献17）より転載）

　aは横隔膜の振幅を示している．仙腸関節痛のグループは比較群に比べて，ASLRをした際に横隔膜の振幅が著しく減少している．bは骨盤底筋群の下降を示している．仙腸関節痛がある群ではASLR時に骨盤底筋群が大きく下降している

ろうか．下肢の関節や骨盤帯に過負荷の生じる箇所ができ，骨盤底部には下方への圧が歩行時にも大きくかかることになる．そのため尿失禁などの排泄トラブルがある場合には，局所の筋力のみでなく，ASLR テスト時の骨盤底部の状況や片足立ちの際の骨盤帯の安定，骨盤底筋群の機能を組み合わせて評価を行う必要がある．

5．開腹術後が骨盤底筋群に与える影響

　開腹術には，性差に関係する手術と男女に共通する手術がある．性差に関係する手術として，女性では子宮癌，子宮筋腫術後，帝王切開などがあげられ，男性では前立腺肥大症，前立腺癌術後や精巣癌術後があげられる．帝王切開は，皮膚の縦切開または正中切開と２通りあるが，最近は横切開を用いられることが多い．また近年，子宮切開においては子宮体部を横切開している．なお，男女に共通する手術としては，消化器系の外科手術があげられる．図 13 は外科的手術の術創部を示している．

　開腹術だけでなく内視鏡による術後であっても，浅腹筋膜から下部尿路の筋膜連結により，腹部の術創部周囲の瘢痕や癒着によって下部尿路の筋・筋

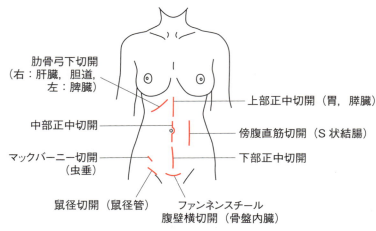

図 13　開腹術による術創の場所

膜の可動性が低下していることが多い．その結果として股関節の可動性低下や骨盤底機能障害，腰痛を引き起こしている症例を臨床では経験する．既往歴に開腹術後がある際は，必ず腹部の創部および周囲の皮膚の可動性が主訴の症状に関連していないかを確認する必要がある．

6. 加齢が骨盤底筋群に与える影響

　加齢による影響については，いくつか報告がある．MRIを用いた研究では，若年女性と高齢女性の間で肛門挙筋の容積差はなかったが，内閉鎖筋は有意差があったとしている[18]．さらに経産婦の高齢女性は，未経産による高齢女性に比べて尿道の横紋筋線維の数が有意に減少している[19, 20]．つまり，肛門挙筋自身が機能低下するよりも，尿道の横紋筋線維や尿路の筋膜性の支持が加齢により影響を受けて，機能不全を引き起こすと考えられる．また，尿失禁に関連する下部尿路の加齢性変化は，男女に共通するものとしては，膀胱容量の低下，膀胱充満感の低下，排尿筋過活動の増加，膀胱収縮機能の低下，残尿量の増加が考えられ，これにより排尿症状と尿失禁の可能性が増加する．夜間の尿生成増加は，夜間頻尿と夜間尿失禁の可能性を上げる．女性においては閉経後のエストロゲン不足によりコラーゲン合成が減少し，腟上皮の菲薄化が起こる．さらに，尿道閉鎖圧の低下にも関連する[21]．男性においては前立腺肥大症や前立腺癌の発生率が増加し，排尿症状や尿失禁を招く可能性がある．一方で，便失禁と加齢に関するMRIによる研究では，外肛門括約筋と肛門縦走筋の菲薄化が認められ，内肛門括約筋が代償的に肥厚していた．また，便失禁を有する高齢の女性は，外肛門括約筋の菲薄化と最大閉鎖圧の減少が認めれたとしている[22]．高齢者の尿失禁および便失禁に対する骨盤底筋トレーニングの効果は，多くの研究では骨盤底筋トレーニングだけでなく，膀胱訓練などの行動変容，下肢筋力トレーニングなど，複合的に提供しているため，効果に関してのエビデンスは，まだ十分ではないと述べている．筆者は，高齢になって症状が重篤なってからではなく，軽度な初期症状のうちから骨盤底筋トレーニングを行うことで，運動器症状や排泄トラブルを前もって予防できると考えている．

第Ⅲ章　骨盤底機能障害の原因

まゆみんのワンポイント講座

まゆみんの調査報告と感想

筆者は，第75回公衆衛生学会において褥婦の75.7％が産後トラブルを抱える現状を明らかにし，さらに妊娠期トラブルのある人は，ない人より産後トラブルが3倍も多いことを報告した[23]．その後，1カ月健診時まで遷延する産後トラブルの要因として，運動器症候である妊娠中の腰痛，恥骨痛，殿部痛，頸部・肩のこり，便秘が起因していた[24]．尿失禁に関しては，妊娠期尿失禁の有無に関連する要因は，出産回数，妊娠中腰痛あり，首・肩こりあり，ガスもれありで，主に腹腔内圧のコントロールにより生じている．産褥期尿失禁の有無に関連する要因は出産回数，会陰切開ありであったことを報告した[25]．まゆみんの調査においても，排泄症状，運動器症状または両者の併発が認められ，妊娠期からの関連が示唆された．妊娠期における尿失禁の問題は，腹腔内圧のコントロールが主な原因であり，産褥期の尿失禁は会陰切開の有無が主な原因であった．したがって，妊娠期と産褥期における尿失禁は原因が異なるので，それぞれに応じたアプローチを行うことが大切である．

文献

1) 岸田蓄子，他：妊産婦に見られる腰痛とその対策．婦人科治療　92：152-156, 2006
2) 小西久也，他：腰痛／骨盤周囲痛．臨床産婦人科産科　72：273-280, 2018
3) 田中宏和：骨盤輪不安定症―その臨床的・解剖学的研究．日整会誌　55：281-294, 1981
4) 福山智子：褥婦の腰痛の実態と介入（第1報）質問紙調査による腰痛の特徴と関連要因の検討．母性衛生　55：136-143, 2014
5) Dietz H, et al : Levator trauma after vaginal delivery. *Obstet Gynecol* **106** : 707-712, 2005
6) Krofta L, et al : Pubococcygeus-puborectalis trauma after forceps delivery : evaluation of the levator ani muscle with 3D/4D ultrasound. *Int Urogynecol J Pelvic Floor Dysfunct* **20** : 1175-1181, 2009
7) Lien KC, et al : Levator ani muscle stretch induced by simulated vaginal birth. *Obstet Gynecol* **103** : 31-40, 2004
8) 高橋正明：会陰切開の方法．日産婦雑誌　**51**：71-74, 1999
9) Delancey JO, et al : Comparison of levator ani muscle defects and function in women with and without pelvic organ prolapse. *Obstet Gynecol* **109** (2Pt1) : 295-302, 2007
10) Pool-Goudzwaard, et al : Relations between pregnancy-related low back pain, pel-

vic floor activity and pelvic floor dysfunction. *Int Urogynecol J Pelvic Floor Dysfunct* **16**：468-467, 2005
11) Markwell SJ, et al：Physiotherapy management of obstructed defaecation. *Aust J Physiother* **41**：279-283, 1995
12) Baba T, et al：Is urinary incontinence the hidden secret complications after total hip arthroplasty? *Eur J Orthop Surg Traumatol* **24**：1455-1460, 2014
13) Carrière B, et al：The Pelvic Floor. Georg Thieme Verlag, New York, 2006
14) 田舎中真由美：腹圧上昇課題において骨盤位の違いが骨盤底部に与える影響．理学療法学 **33**：414, 2006
15) 田舎中真由美：腹圧上昇課題における上部体幹の位置の違いが骨盤底部に与える影響．理学療法学 **35**（Suppl 2）：688, 2007
16) Hunskaar SA：systematic review of overweight and obesity as risk factors and targets for clinical intervention for urinary incontinence in women. *Neurourol Urodyn* **27**：749-757, 2008
17) O'Sullivan PB, et al：Altered motor control strategies in subjects with sacroiliac joint pain during the active straight-leg-raise test. *Spine* **27**：E1-8, 2002
18) Morris VC, et al：A comparison of the effect of age on levator ani and obturator internus muscle cross-sectional areas and volumes in nulliparous women. *Neurourol Urodyn* **31**：481-486, 2012
19) Perucchini D, et al：Age effects on urethral strained muscle. Ⅱ.Anatomic location of muscle loss. *Am J Obstet Gynecol* **186**：356-360, 2002
20) Perucchini D, et al：Age effects on urethral strained muscle. Ⅰ.Changes in number and diameter of striated muscle fibers in the ventral urethra. *Am J Obstet Gynecol* **186**：351-355, 2002
21) Falconer C, et al：Changes in para-urethral connective tissue at menopause are counteracted by estrogen. *Maturitas* **24**：197-204, 1996
22) Kushner L, et al：Collagenase activity is elevated in conditioned media from fibroblasts of women with pelvic floor weakening. *Int Urogynecol J Pelvic Floor Dysfunct* **10**：34, 1999
23) 田舎中真由美, 他：褥婦903名の産後及び1ヶ月健診時遷延する妊娠期マイナートラブルの実態調査．公衆衛生学会，2016
24) 田舎中真由美, 他：褥婦903名の産後及び1ヶ月健診時遷延する妊娠期マイナートラブルの実態調査とその関連要因の分析．日本理学療法士学術大会，2017
25) 田舎中真由美, 他：妊娠期及び産褥期尿失禁の実態調査と関連要因の分析．日本女性骨盤底医学会，2018

第Ⅳ章

骨盤底機能障害の症状と
ガイドラインで推奨されるアプローチ
まずはここから知ろう!!

　ここまで骨盤底機能障害の原因などを述べてきたが，その結果として引き起こされる症状は，排泄症状では尿失禁，骨盤臓器脱，便失禁，便秘などが，また運動器症状では腰痛，仙腸関節痛，尾骨痛などの骨盤帯疼痛があげられる．これらの症状に対して，ガイドラインで推奨されているアプローチがある．ここでは各症状におけるタイプと，どのようなアプローチがガイドラインで推奨されているかを概説する．

1. 尿失禁のタイプ別とガイドラインにおける 推奨アプローチ

　国際禁制学会（ICS：International Continence Society）による尿失禁の分類では，①腹圧性尿失禁，②切迫性尿失禁，③混合性尿失禁，④夜尿症，⑤持続性尿失禁，⑥その他の尿失禁に分類されている．しかし，日本では以下に示す5つのタイプで分類することが多いため，本書ではこの5つのタイプについて解説する．

　尿失禁には，腹圧性尿失禁，切迫性尿失禁，その両方の症状をもつ混合性尿失禁，溢流性尿失禁，機能性尿失禁の5つタイプが存在する．一般的に，若い女性では腹圧性尿失禁の頻度が高く，尿失禁を有する女性の約半数が腹圧性尿失禁，29%が混合性尿失禁，21%が切迫性尿失禁といわれている[1~4]．60歳以上の高齢者では，その78%に尿失禁を含めたなんらかの下部尿路症

65

状を有し，尿失禁のタイプは混合性尿失禁の割合が高い[5]．この尿失禁により，身体的不快感，失禁恐怖，社会参加の制限などが引き起こされることから，尿失禁はQOL（Quality of Life）を著しく低下させ，要介護状態や寝たきりの要因にもなりうる．

　一方，アスリート選手の尿失禁の有病率に関しても，いくつかの報告がある．Nygaardら[6]によると，米国の州立大学で競技大会に参加している女性運動選手（平均年齢19.9歳±3.3）のうち，練習中や競技大会中に尿失禁の経験がある人は28％で，そのうち日常生活に尿失禁を経験している人は42％であった．また，国代表レベルのトランポリン選手（12〜22歳：平均年齢15歳）の調査では，80％がトレーニング中，もしくは競技大会中に尿もれがあったと報告している[7]．尿失禁は，未経産婦（出産未経験を呼ぶ）であっても，高齢者であっても，最も起こりうる可能性の高い排泄症状といえる．

　尿失禁は，第Ⅱ章の「3. 尿禁制のメカニズム」でも説明したが，尿道サポートシステムと括約筋閉鎖システムのいずれかに障害が生じることで起こり，その障害部位により尿失禁のタイプも異なってくる．尿失禁のタイプについては前述したが，タイプにより原因が異なるため，そのタイプを把握したうえで，適切なアプローチ方法を選択する必要がある．以下に，そのタイプ別における症状・原因・対応方法を述べる（**表1**）．

1）腹圧性尿失禁

a. 症　状

　腹圧の増加（笑い，咳，くしゃみ）により，膀胱の収縮なしに尿が不随意的にもれる状態である．　女性における尿失禁の多くが，この腹圧性尿失禁である．

b. 原　因

　骨盤内臓器を支える重要な役割の骨盤底筋群が脆弱になるためである．この筋肉が脆弱化することで，骨盤内臓器を支える力や尿道を締める力が弱まり，咳やくしゃみなどにより腹圧がかかった際に尿もれが生じる．骨盤底筋群を脆弱化させる原因としては，①妊娠・出産，②加齢，③肥満，④便秘があげられる．

表1　尿失禁のタイプと原因・対処法

	症　状	原　因	対応方法
腹圧性尿失禁	腹圧の増加（笑い，咳，くしゃみ）により，膀胱の収縮なしで尿が不随意的にもれる状態	骨盤内臓器を支える骨盤底筋群の筋力が弱くなることで生じる．その原因として，①妊娠・出産，②加齢，③肥満，④便秘があげられる	・骨盤底筋トレーニング ・薬物療法 ・エストロゲン療法 ・外科的療法（TVT法）：尿道をメッシュテープで支持し，恥骨尿道靱帯を補強する手術
切迫性尿失禁	強い切迫感によりトイレに行こうとするが，その間に尿がもれてしまう状態	①膀胱や尿道の刺激性病変や知覚神経経路の障害により発症する（急性膀胱炎，尿道炎など） ②排尿反射抑制経路の障害や促進経路の亢進により生じる（脳血管障害，パーキンソン病など）	・薬物療法（膀胱の収縮を抑えるための薬物治療を行う） ・膀胱訓練 ・骨盤底筋トレーニング ・その他：電気刺激療法，干渉低周波法，磁気刺激療法
混合性尿失禁	腹圧性と切迫性尿失禁の両者の症状を呈する状態（中高年女性の尿失禁症例に最も多く認められる）	原因および対応は，腹圧性尿失禁，切迫性尿失禁と共通する	原因および対応は，腹圧性尿失禁，切迫性尿失禁と共通する
溢流性尿失禁	尿が膀胱に充満し，溢れて絶えず尿がもれる状態	①末梢神経障害：糖尿病やその他の神経の損傷，直腸癌・子宮癌摘出後の神経損傷により生じる ②下部尿路の閉塞：前立腺肥大，膀胱頸部・尿道硬化症により生じる	症状の原因となっている疾患の治療を行う
機能性尿失禁	移動・移乗能力やトイレ動作能力が低下することでもれる状態	認知症，知的障害，ADL能力の低下，環境の不適合があげられる	・認知症に対するケア（トイレ誘導，トイレの表示を明確にする） ・ADL障害へのアプローチ（衣服の工夫，トイレまでの環境整備，トイレ内の手すり）

TVT：Tension-free Vaginal Tape

c. 対応方法

①骨盤底筋トレーニング.

②バイオフィードバック訓練：経腟または経肛門に対して，表面筋電図や圧センサー，超音波を用いて筋の活動を視覚的に捉えながら骨盤底筋群

の筋力強化を行う方法である.
③薬物療法：膀胱頸部や尿道を収縮させる薬剤を用いた治療である.
④ホルモン補充療法：閉経後の女性に対して，エストロゲンを補充する治療である.
⑤外科的療法：Tension-free Vaginal Tape（TVT）法とTransob Turator Tape（TOT）法がある．TVT法は，尿道をメッシュテープで支持し，恥骨尿道靱帯を補強する治療である（図1）．TOT法は閉鎖孔から腟へアプローチする方法で，合併症はTVTより少ないが，術後に大腿部の疼痛を生じる可能性がある[8]．

2）切迫性尿失禁

a. 症　状

切迫性尿失禁は，排尿反射経路における抑制または促進の障害によって発生するものと，膀胱や尿道の刺激性病変や知覚神経経路の障害によって発症するものがある．どちらも尿の切迫感によりトイレに行こうとするが，その間に尿もれが起きてしまう症状をいう．

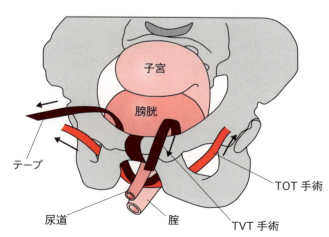

図1　Tension-free Vaginal Tape（TVT）法とTransob Turator Tape（TOT）法

b. 原　因

切迫性尿失禁の原因としては，脳血管障害やパーキンソン病などにより起こるものと，前立腺肥大症，急性膀胱炎，尿道炎などの下部尿路の炎症性疾患や膀胱結石などの尿路通過障害で起こるものがある．

c. 対応方法

①薬物療法：膀胱の収縮を抑制させる薬剤を用いた治療である．
②膀胱訓練：排尿日誌に基づき，膀胱にためることができる尿量を少しずつ増やしていく方法である．
③骨盤底筋トレーニング．
④バイオフィードバック訓練．
⑤電気刺激療法：干渉低周波療法，磁気刺激療法．

3）混合性尿失禁

これは，腹圧性尿失禁と切迫性尿失禁の両方の症状をもった尿失禁である．高齢者の尿失禁で，最も多く認められるタイプである．原因および対応方法は，腹圧性尿失禁および切迫性尿失禁と共通する．

4）溢流性尿失禁

a. 症　状

溢流性尿失禁は，膀胱内の尿を十分に排出できず，そのため残った尿が膀胱内にたまり，少量ずつあふれ出る状態をいう．常に膀胱内には，多量の尿が貯留しているため，この状態が長く続くと尿路感染や腎機能障害をきたすこともある．

b. 原　因

前立腺肥大症，前立腺癌，尿道狭窄，尿道結石，尿道癌，膀胱頸部硬化症などによる尿路の狭窄や糖尿病性神経症，骨盤内手術（直腸癌・子宮癌の摘出後）などによる膀胱排尿筋の収縮不全で起こる．

c. 対応方法

①原疾患の治療：前立腺切除術，前立腺癌切除術があり，近年はロボット支援腹腔鏡下前立腺全摘除術（前立腺癌ダビンチ手術）が用いられている（**図2**）．原疾患の治療後に尿失禁などが生じる場合もあり，その場合

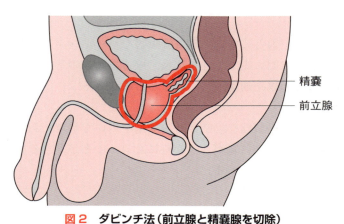

図2 ダビンチ法（前立腺と精嚢腺を切除）
前立腺と精嚢を摘出した後，膀胱と尿道をつなぎ直す手術である

は生じた排泄症状に応じた対応を行う．

5）機能性尿失禁

a. 症　状

機能性尿失禁は，排尿機能は正常にもかかわらず，トイレへの移動・移乗・動作能力が低下することで生じる尿もれである．

b. 原　因

知的障害，認知症，ADL能力の低下，環境の不適合などがあげられる．

c. 対応方法

①認知症に対するケア：トイレ誘導，トイレの表示を明確にする．
②ADL障害に対するケア：衣服の工夫，トイレまでの環境整備，トイレ内の手すりを行う．

6）ガイドラインにおける推奨アプローチ

尿失禁に対する推奨アプローチには，主に骨盤底筋トレーニング，バイオフィードバック訓練があげられる．骨盤底筋トレーニングは非侵襲性であり，副作用も認められないことから尿失禁治療の第一選択と考えられ，推奨グレードはAである[8]．骨盤底筋トレーニングの方法にはさまざまあり，治

療期間や評価方法もおのおのの報告により異なるが，腹圧性尿失禁，切迫性尿失禁，混合性尿失禁に有効であるといった報告が多い．また，妊婦や産後の骨盤底筋トレーニングの有効性に関しても十分な根拠があるとされており[9~13]，推奨グレードはAである[8]．男性に生じる溢流性尿失禁では，前立腺肥大症や前立腺癌に起因するものであるが，その術後における骨盤底筋トレーニングの有効性も報告されている[14~16]．一方，バイオフィードバック訓練に関しては推奨グレードBとされている[6]．バイオフィードバック訓練は，腟圧，肛門圧，筋電図，超音波による画像を用いて音や図形などを形として患者に提示して，適切な骨盤底筋群の収縮と誤った骨盤底筋群の収縮を理解させて行う訓練法である．近年，超音波画像診断装置を用いたバイオフィードバック訓練は臨床で用いられることが多い．そのほかに，生活指導としての減量は推奨グレードA，飲水量やアルコール，カフェイン摂取量についての生活指導は推奨グレードB，禁煙指導は推奨グレードC1，膀胱訓練は推奨グレードBとされている[8]．

2. 過活動膀胱の症状とガイドラインにおける推奨アプローチ

1）症状と原因

過活動膀胱は尿意切迫感を主症状とし，頻尿や夜間頻尿を伴い，さらに切迫性尿失禁も伴う症状をいう（図3）．過活動膀胱は，症状症候群であり疾患ではなく，脳血管障害，パーキンソン病などの神経因性と，加齢，骨盤底の脆弱，骨盤臓器脱などを起因とする非神経因性に分かれる．なお，骨盤臓器脱を有す女性のうち37％が過活動膀胱を有していたとされる[17]．過活動膀胱の診断に用いられる質問票としては，過活動膀胱症状スコア（OABSS：Overactive Bladder Symptom Score）[17, 18]があり（表2），質問3のスコアが2点以上かつOABSS合計スコアが3点以上で過活動膀胱とされる．重症度判定は，OABSS合計スコアが5点以下で軽症，6～11点で中等度，12点以上で重症とされる．

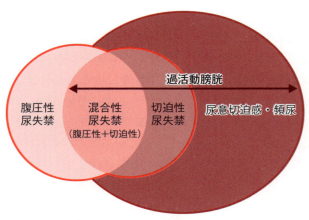

図3　過活動膀胱

2）対応方法

①生活指導：肥満，便秘の改善や食事や飲水物の指導を行う．
②薬物療法：膀胱の過剰な動きや尿意を抑える治療薬を内服する．
③骨盤底筋トレーニング．
④バイオフィードバック訓練．
⑤膀胱訓練．
⑥干渉低周波療法：鼠径部や坐骨部に電極を貼り，骨盤底筋群を刺激する治療法である．
⑦磁気刺激療法：骨盤底領域に磁場を発生させることで，骨盤底領域の神経を刺激して症状を改善させる．2013年に薬事承認を受けた治療法である．
⑧仙骨神経刺激療法：体内に電気刺激装置を埋め込み，排泄に関する神経に対して持続的に電気刺激を行い，症状の改善を図る治療法である．わが国では，2017年9月より保険適用となった．

3）ガイドラインにおける推奨アプローチ

　過活動膀胱には，薬物療法が中心となっている．最も多く用いられているのは抗コリン薬であり，各治療薬で推奨グレードは異なるが，推奨グレードはA～Bである．例えば，エストロゲンは尿意切迫感や切迫性尿失禁の改

2 過活動膀胱の症状とガイドラインにおける推奨アプローチ

表2　過活動膀胱症状質問票（OABSS）（文献 17）より転載）

以下の症状がどれくらいの頻度でありましたか．この1週間のあなたの状態に最も近いものを，一つだけ選んで，点数の数字を○で囲んでください

質問	症状	点数	頻度
1	朝起きた時から寝る時までに，何回くらい尿をしましたか	0	7回以下
		1	8〜14回
		2	15回以上
2	夜寝てから朝起きるまでに，何回くらい尿をするために起きましたか	0	0回
		1	1回
		2	2回
		3	3回以上
3	急に尿がしたくなり，がまんが難しいことがありましたか	0	なし
		1	週に1回より少ない
		2	週に1回以上
		3	1日1回くらい
		4	1日2〜4回
		5	1日5回以上
4	急に尿がしたくなり，がまんできずに尿をもらすことがありましたか	0	なし
		1	週に1回より少ない
		2	週に1回以上
		3	1日1回くらい
		4	1日2〜4回
		5	1日5回以上
	合計点数		点

【過活動膀胱の診断】
基準尿意切迫感スコア（質問3）が2点以上かつOABSS合計スコアが3点以上
【過活動膀胱の重症度判定】
OABSS合計スコアが，軽症：5点以下，中等症：6〜11点，重症：12点以上

善のために用いられ，経口投与と腟内投与がある．腟内投与は有効性が確認されているが，まだ根拠が明確ではないため，推奨グレードはC1である．また，ボツリヌス毒素の注入は海外では用いられることが多くなっている．これは膀胱壁内にボツリヌス毒素を注入することで，神経因性の排尿筋の過

活動に対して有効であるとされている[17]．わが国では，まだ未承認であり，今後の報告が期待される．過活動膀胱に対する骨盤底筋トレーニングは，骨盤底筋の収縮により排尿筋収縮が抑制されることが期待され，副作用もないために膀胱訓練と合わせて用いられる．なお，骨盤底筋トレーニングは推奨グレードA，膀胱訓練は推奨グレードB，干渉低周波療法は推奨グレードBである．磁気刺激療法は，着衣のまま非侵襲的に神経・筋を刺激でき推奨グレードはBである[17]．仙骨神経刺激療法は，はじまったばかりのため推奨グレードは決まっておらず，今後が期待される．

3. 骨盤臓器脱のタイプ別とガイドラインにおける推奨アプローチ

1）症状と原因

骨盤臓器脱（Pelvic Organ Prolape）は性器脱とも呼ばれ，下垂する部位により膀胱瘤，子宮脱，腟脱，小腸瘤，直腸瘤の5つに区分される（図4）[19]．また，腟内への骨盤臓器脱には，肛門を中心とした骨盤底全体が下制する会陰下垂があり[20]，特に高齢者で多く認められる．

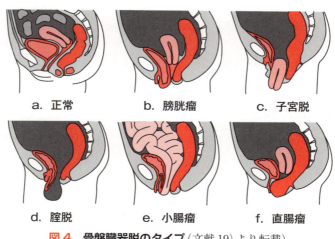

図4　**骨盤臓器脱のタイプ**（文献19）より転載）

3 骨盤臓器脱のタイプ別とガイドラインにおける推奨アプローチ

　骨盤臓器脱は，軽度の下垂や脱症状であれば無症状のことが多いが，下垂が進行すると脱出する部位に応じた症状が出現する．子宮脱の場合では，「椅子に座っていると，坐骨の間に落ちてきた子宮があたり，とても不快感がある」「朝方はいいけれど，夕方すぎになると子宮が落ちてきて気持ちが悪い」「トイレで拭こうとすると何か（子宮）が手で触れるのを感じる」などの訴えもある．なお，骨盤内臓器は重力により骨盤内の臓器が腟内に落ち込むので，寝ている時には症状はほとんどない．例えば，朝起きて午前中はよいが，午後になり，重力下での活動が続いた後，夕方以降で調子が悪くなり症状が出現する人が多いのも骨盤臓器脱の特徴である．第Ⅰ章でも説明したように，骨盤底部は多くの靱帯や筋膜により適切な位置で支持されている．ただし，加齢や出産，外科的手術による神経損傷，肥満や便秘，重量物を持ち上げる，慢性的な咳により強度の腹圧が骨盤底部に長期にわたってかかることにより，臓器を支える靱帯・筋膜が伸張され，肛門挙筋裂溝の下降および腟内より骨盤内臓器が脱出する．

　図5は骨盤臓器脱発生のメカニズムを例えたもので，ドックに係留された船を骨盤内臓器に，ロープを靱帯に，海を骨盤底筋群に見立てている[21]．十分な水の上に船が係留されている場合，つまり骨盤底筋群に十分な筋力があれば，上部にある臓器を支えるのは可能である（図5a）．しかし，舟の下

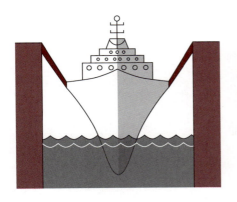
a. 船（子宮）は係留装置（靱帯と筋膜）で保持され，海水（骨盤底筋群）に浮かんでいる

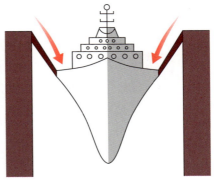
b. 海水（骨盤底筋群）の水位が低下すると係留装置（靱帯と筋膜）に船（子宮）の負荷が過剰にかかってしまう

図5　骨盤臓器脱発生のメカニズム（文献21）より転載）

75

に十分な水がなくなる，つまり骨盤底筋群の筋力が低下してしまうとどうなるであろうか．舟を係留しているロープに船の重さが負荷として加わり，この負荷が長期にわたって加わることで臓器を支える靱帯・筋膜は伸張され，肛門挙筋裂溝の下降および骨盤臓器脱を呈することになる（図 5b）．

一方，骨盤臓器は骨盤底部によっても支えられているのは承知のことであるが，その骨盤底部は骨盤位（姿勢）によっても影響を受ける．例えば，腹圧上昇時に骨盤が後傾位にあると，より真下に下方への力が骨盤底部に対してかかりやすくなる[22]．姿勢と骨盤臓器脱の関連性に関する研究では，骨盤臓器の下垂と腰椎前弯の減少および骨盤後傾は相関があるとの報告がある[23]．また，胸椎後弯および骨盤後傾位は骨盤臓器脱と相関があり，胸椎後弯があると，より多くの腹圧が骨盤底部へ向かい骨盤臓器脱をつくりやすいとの報告もある[24]．したがって，骨盤臓器脱と姿勢アライメントは非常に関係しており，骨盤底筋群の部分的な筋力強化だけでなく，姿勢アライメントの調整により骨盤底部にかかる腹圧コントロールの再学習が必要であると考えられる．

2）対応方法

骨盤臓器脱に対しての治療法は，骨盤底筋トレーニング，ペッサリーの装着（図 6, 7），外科的療法があげられるが，ステージに応じた対処法が必要である．なお，骨盤臓器脱のステージを図 8 に示す．骨盤臓器脱のステージ

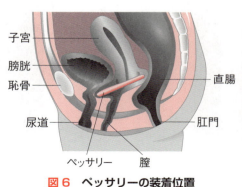

図 6　ペッサリーの装着位置

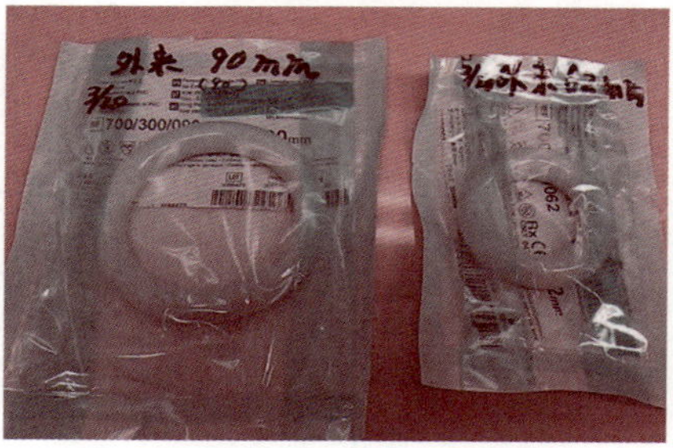

図 7　リングペッサリー
左の 90 mm は産後に子宮脱を呈した場合に使用する．右は中高年女性の骨盤臓器脱に使用する

Ⅰ（軽度の症状）であれば，骨盤底筋トレーニングの適応により改善は期待できるが，ステージⅡ・Ⅲ（中等度）では骨盤底筋トレーニングを行っても改善が困難な場合はペッサリーや手術適応となる．ステージⅣの場合は，骨盤底筋トレーニングによる改善は困難である．ペッサリーは自己着脱式と，3〜6カ月ごとに外来で交換する方法と2通りある．ただし，強い腹圧がかかった際にペッサリーが落下してしまうことや，おりものが増加する，出血するなどの症状が出やすいので注意が必要である．外科的療法では，ステージⅢ以上の人に対して適応する．その術式は，従来型のメッシュを使用しない手術や，経腟メッシュ（TVM：Tension-free Vaginal Mesh）手術（図9）[25]，腹腔鏡下仙骨腟（子宮）固定術などがある．2005年よりわが国でも広くTVMは普及したが，2006年ごろより，メッシュの露出や切開創のびらんの合併症が報告されるようになり，米国食品医薬品局（FDA：Food and Drug Administration）からも安全性に関して警告が出されることになった[26,27]．そして，2012年より骨盤臓器脱の手術に対するメッシュの使用が米国では禁止されることになった．2019年4月には米国製メッシュの輸出

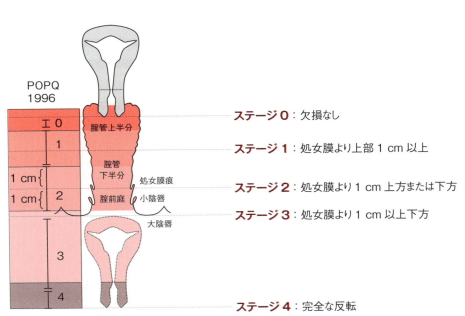

図8　骨盤臓器脱のステージ（文献8）より転載）

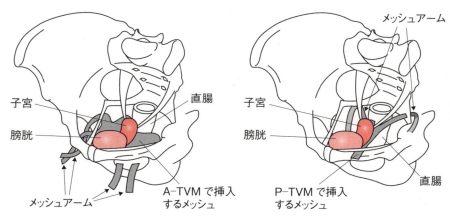

a. Anterior TVM (A-TVM) 手術　　b. Posterior TVM (P-TVM) 手術

図9　経腟メッシュ (TVM) 手術（文献25）より転載）

停止となり，使用できるメッシュがなくなってしまった．しかし，わが国では重篤な合併症は報告されておらず，現在は国産でメッシュを製造し，メッシュ手術は外科的治療として継続することになった．しかし，今後の動向を確認する必要がある．

3) ガイドラインにおける推奨アプローチ

骨盤臓器脱に対する保存療法としては，尿失禁と同様で，ステージⅡまでの軽度であれば，推奨グレードAの骨盤底筋トレーニングがまず治療法として用いられるべきである．また，術後に生じる症状に関しては腹圧性尿失禁や混合性尿失禁があげられるので，尿失禁のガイドラインにおける推奨アプローチを参照してほしい．

4. 便失禁のタイプ別とガイドラインにおける推奨アプローチ

便失禁とは，ガスや便をコントロールできずにもらしてしまう状態をいう．具体的には，ガスがもれる程度や軟便，下痢，固形便がもれ出てしまう程度

によって，さまざまである．現状では，わが国では学問的な便失禁の定義はないが，国際失禁会議（ICI：International Consulttion on Incontinence）では，無意識または自分の意志に反して肛門から便がもれる症状を便失禁と定義し，同様の状態でガスがもれる症状をガス失禁と定義している[28]．また，便失禁とガス失禁を合わせて肛門失禁とも定義づけている[28]．便失禁は，滲出性便失禁，切迫性便失禁，混合性便失禁，機能性便失禁といったタイプがあり，ここでは便失禁のみについてタイプ別に症状と原因，ガイドラインの推奨アプローチを解説する．

1）滲出性便失禁

a. 症　状

自分では，まったく気づかないうちに便がもれ出てしまう状態をいう．特に高齢者で最も多い便失禁である．

b. 原　因

神経障害により便意がわからないことや，習慣的に便をがまんしたため，便が直腸まで下りてきてもわからないといった（便意がない）ことが考えられる．

c. 対応方法

①排便習慣指導：直腸感覚が低下していることで生じやすいため，便意がなくても食事の30分後にトイレに行き，排便動作を促す指導を行う．

②食事・飲水物の生活指導：便を軟化させてしまうカフェインや柑橘系の果物，香辛料の多い食事やアルコールの摂取を控えるように指導する．

③薬物療法：坐薬や浣腸を用いて，定期的に直腸内を空の状態にする．

2）切迫性便失禁

a. 症　状

便意を感じてからトイレまで行くのに間に合わずに，便がもれてしまう状態をいう．

b. 原　因

便が下痢便であるために，がまんできずにもれるや，肛門括約筋や骨盤底筋群の損傷により肛門がうまく締まらないため便がもれる，または直腸肛門

角が鈍角となり便がもれてしまうことなどが考えられる.

c. 対応方法

①骨盤底筋トレーニング.

②バイオフィードック訓練.

3）混合性便失禁

a. 症　状

滲出性と切迫性の両方の症状がある状態をいう.

b. 原　因

滲出性便失禁と切迫性便失禁の両方の原因を有している.

c. 対応方法

滲出性便失禁と切迫性便失禁の両方に対する対応方法が用いられる.

4）機能性便失禁

a. 症　状

排便機能は正常にもかかわらず，トイレへの移動・移乗・動作能力が低下することで便がもれる状態をいう.

b. 原　因

知的障害，認知症，ADL 能力の低下，環境の不適合などがあげられる.

c. 対応方法

①認知症に対するケア：トイレ誘導，トイレの表示を明確にする.

② ADL 障害に対するケア：衣服の工夫，トイレまでの環境整備，トイレ内の手すりの設置を行う.

5）ガイドラインにおける推奨アプローチ

治療法は保存的療法として，下痢便を硬くしていくために，食物繊維を多く摂取するように食事指導が推奨されており，ガイドラインでは推奨グレードA である[28]. また，便を軟化させてしまうアルコールや食事を控えるよう生活習慣の指導は推奨グレードB である[28]. 便意をがまんしてしまう習慣がある場合は，がまんせずにトイレに行くように排便習慣の指導をする. これも推奨グレードはB である[28]. 骨盤底筋トレーニングは，運動内容の

理解ができ，継続することができる症例が適応となり，推奨グレードはC とされている．一方，バイオフィードバック訓練は肛門筋電計や内圧計を用いた訓練であり，これも骨盤底筋トレーニングと同様に症例には指導内容の理解力が求められ，推奨グレードはCである[28]．

保存療法が困難な重度の症例に対しては，外科的治療が適応される．外科的治療には，肛門括約筋形成術（推奨グレードB）や仙骨神経刺激療法（推奨グレードA；治療の効果判定に有効であった症例に刺激リードを体内に埋め込み，仙骨神経を電気刺激する治療法）があり，主に選択される[28]．なお，仙骨神経刺激療法は2014年より保険適応となっている．そのほかにも，さまざまな外科的治療があり，恥骨直腸スリング術や人工肛門括約筋など（わが国では未承認）が考えられる．

5. 便秘症のタイプ別とガイドラインにおける 推奨アプローチ

便秘症とは3日以上便が出ていない状態だけでなく，毎日排便があっても残便感がある状態や，排便が数日に1回程度に減少し，排便間隔が不規則で，便の水分含有量が低下している状態いう[29]．また，便の様子についてはブリストルスケール[30, 31]で，その状態がわかる（**図10**）．便は硬すぎず，軟らかすぎない少し亀裂の入ったタイプの便がよい便と呼ばれている．便秘症の場合は，その症状を確認し，タイプに合わせた対応が必要となる．特に，よりよい自然な排便を促すためには，排便に関与する反射〔例えば，起立結腸反射（朝起きて起き上がることで，大腸が動き出す反射），胃結腸反射（胃に食べ物が入ると，大腸が動き出す反射），直腸結腸反射（便が直腸にたまり，直腸壁が伸展されると大腸の動きが活発になる反射）〕を有効に利用して排出することが重要である．便秘症の分類に関しては，国際的に用いられている排便回数の減少から判別する．この分類では，排便回数により器質性便秘と機能性便秘に分けられる．さらに排便造影検査や大腸通過時間検査を用いることで，病態が確定できる．器質性便秘は大腸の形態的な変化を伴う便秘であり，大腸癌やクローン病，直腸瘤，小腸瘤などがある[29]．機能性便秘は，

第Ⅳ章　骨盤底機能障害の症状とガイドラインで推奨されるアプローチ

タイプ 1	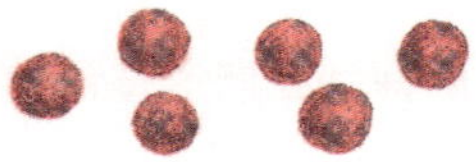	木の実のようなコロコロした硬い塊の便
タイプ 2	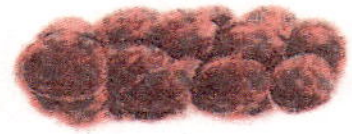	短いソーセージのような塊の便
タイプ 3	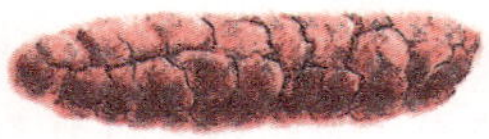	表面にひび割れのあるソーセージのような便
タイプ 4	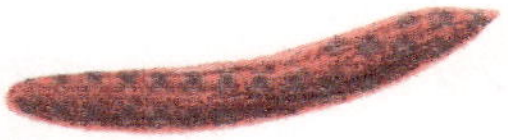	表面がなめらかで軟らかいソーセージ，あるいは蛇のようなとぐろを巻く便
タイプ 5	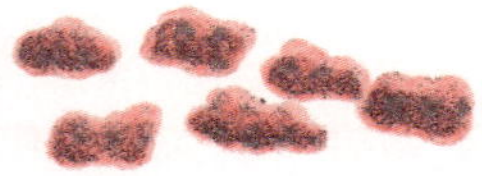	はっきりとした境界のある軟らかい半分固形の便
タイプ 6	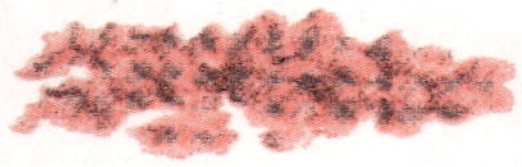	境界がほぐれて，ふわふわと軟らかいお粥のような便
タイプ 7	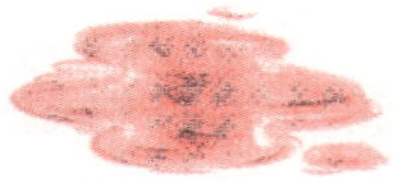	塊のない水のような便

図 10　ブリストルスケール（文献 30, 31）より転載）

大腸の形態的な変化を伴わない便秘で，大腸通過遅延型，大腸通過正常型，機能性便排出障害の 3 つに分けられる [29]．器質性便秘の場合は，原疾患の治療が必要である．ここでは機能性便排出障害について，そのタイプ別に原因と症状，ガイドラインの推奨アプローチを解説する．

1）大腸通過遅延型

a. 症　状

大腸の便を輸送する能力が低下することで，排便回数や排便量が減少する．

b. 原　因

原因不明なこともあるが，症候性または薬剤性が原因として起こる．症候

性では，糖尿病などの代謝・内分泌疾患や脳血管疾患・パーキンソン病など
の神経・筋疾患，膠原病などにより生じる．薬剤性では，向精神薬や抗コリ
ン薬，オピオイド系鎮痛薬などにより生じる．

c．対応方法

①食事指導：食物繊維の摂取量を確認し，不足している場合に行う．

②薬物療法：ポリカルボフィルカルシウムやカルメロースナトリウムなど
の便量を増やす薬剤の摂取，または酸化マグネシウムの摂取により便の
浸透圧を上げて，軟便にすることで便の通過速度をあげる．

2）大腸通過正常型

a．症　状

大腸通過時間は正常であるが，排便回数や排便量が減少する排便回数減少
型と，排便回数や排便量が減少していないにもかかわらず，便が硬くなり排
便が困難となる排便困難型がある．

b．原　因

排便回数減少型は，食事摂取量が低下しているや食物繊維の摂取が少ない
ために，便の量と回数が減少する．排便困難型は，便秘型過敏性腸症候群に
より生じる．

c．対応方法

①食事指導：食物繊維の摂取を指導する．

②薬物療法：酸化マグネシウムの摂取により軟便化させる，または膨張性
下剤の利用で便量を増やして排便しやすくする．

3）機能性便排出障害

a．症　状

排便時に骨盤底筋群を弛緩させることができず，直腸内にある便を快適に
排出できない状態を指す．そのため，排便が困難または不完全となり，残便
感が生じることもある．

b．原　因

骨盤底筋群の協調運動障害，腹圧の低下，直腸感覚の低下，直腸収縮力の
低下が原因にあげられる．

第Ⅳ章　骨盤底機能障害の症状とガイドラインで推奨されるアプローチ

c. 対応方法

①バイオフィードバック訓練：肛門筋電計や肛門内圧計などを用いて症例自身に肛門の動きを意識させる治療法で，骨盤底筋協調運動障害に適応される．その際，排便姿勢や腹圧のかけ方も指導を行う．

②直腸バルーン排出訓練：直腸内のバルーンを骨盤底筋群の弛緩により排出させる訓練を行う．

4）ガイドラインにおける推奨アプローチ

骨盤底機能障害が関わる便秘は，機能性便秘の機能性便排出障害である．機能性便排出障害による慢性便秘症に対しては，バイオフィードバック訓練や直腸バルーン排出訓練は有効であり，推奨度グレードAである[29]．また，直腸瘤や直腸重積が原因の器質性の場合では，外科的治療は有効であり，推奨グレードはBである[29]．

6. 運動器症状（腰痛，仙腸関節痛，尾骨痛）のガイドラインにおける推奨アプローチ

2012年の腰痛診療ガイドラインでは，非特異的腰痛が腰痛の85％を占めると報告された．さらに2016年，詳細な調査が行われ，腰痛の原因は，椎間関節性が22％，筋・筋膜性が18％，椎間板性が13％，狭窄症が11％，椎間板ヘルニアが7％，仙腸関節性が6％と報告され，診断不明の非特異的腰痛は22％にすぎなかったとしている[32]．ただし，筆者は臨床で診断のつかない非特異的腰痛をもつ症例に遭遇することは多い．前述の報告では，仙腸関節性が6％とされているが，筆者の臨床では仙腸関節性の症例が多くみられ，さらなる詳細研究が待たれるところである．

また，慢性腰痛に対する運動療法に関しては，エビデンスのレベルはB（中程度）であり，行うことを強く推奨するとしており，いくつかの運動療法により疼痛や運動機能，健康状態，筋力，持久力が改善したと報告されている[33]．われわれセラピストは，ストレッチや深部筋強化などの腰痛に対する運動療法を行うが，運動療法の種類における効果判定に関して明確に証明

されているデータはなく，こちらも今後の報告に期待したい．

　本章では骨盤底機能障害の具体的症状とそれに対して，ガイドラインで推奨されているアプローチに関して概説した．ガイドラインは4年に1度見直しをされ，近年は治療法も飛躍的に発達しているので随時確認すべきである．第Ⅴ章からは，筆者が具体的に行っている骨盤底機能障害に対する評価とアプローチ方法について詳細を解説する．

文 献

1) Hannestad YS, et al : A community-based epidemiological survey of female urinary incontinence : the Norwegian EPINCONT Study. *J Clin Epidemiol* **53** : 1150-1157, 2000
2) Hunskaar S, et al : Epidemiology and natural history of urinary incontinence in women. *Urology* **62** (Suppl 4A) : 16-23, 2003
3) Heidler S, et al : The natural history of lower urinary tract symptoms in females : analysis of a health screenings project. *Eur Urol* **52** : 1744-1750, 2007
4) Wennberg AL, et al : A longitudinal population -based survey of urinary incontinence, overactive bladder, and other lower urinary tract symptoms in women. *Eur Urol* **55** : 783-791, 2009
5) 本間之夫，他：排尿に関する疫学的研究．日排尿機能会誌 **14**：266-277, 2003
6) Nygaard IE, et al : Urinary incontinence in elite nulliparous athletes. *Obstet Gynecol* **84** : 183-187, 1994
7) Elliasson K, et al : Prevalence of stress incontinence in nulliparous elite trampolinists. *Scand J Med Sci Sports* **12** : 106-110, 2002
8) 日本排尿機能学会 女性下部尿路症状診療ガイドライン作成委員会（編）：女性下部尿路症状診療ガイドライン．リッチヒルメディカル，2013
9) Mørkved S, et al : Pelvic floor muscle training during pregnancy to prevent urinary incontinence : a single-blind randomized controlled trial. *Obstet Gynecol* **109** : 68-76, 2002
10) Chiarelli P, et al : Promoting urinary continence in women after delivery : randomized controlled trial. *BMJ* **324** : 1241, 2002
11) Reilly ET, et al : Prevention of postpartum stress incontinence in primigravidae with bladder neck mobility : a randomized controlled trial of antenatal pelvic floor exercise. *BJOG* **109** : 68-76, 2002
12) Dumoulin C, et al : Physiotherapy for persistent postnatal stress urinary incontinence : a randomized controlled trial. *Obstet Gynecol* **104** : 504-510, 2004
13) Lawrence JM, et al : Prevalence and co-occurrence of pelvic floor disorders in community-dwelling women. *Obstet Gynecol* **111** : 678-685, 2008
14) Yamanishi T, et al : Randomized, placebo-controlled study of electrical stimulation with pelvic floor muscle training for severe urinary incontinence after radical pros-

第Ⅳ章　骨盤底機能障害の症状とガイドラインで推奨されるアプローチ

tatectomy. *J Urol* **184** : 2007-2012, 2010

15）Yokoyma T, et al : Comparative study of effects of xtracorporeal magneticinnervation versus electrical stimulation for urinary incontinence after radical prostatectomy. *Urology* **63** : 264-267, 2004

16）日本排尿機能学会（編）：男性下部尿路症状・前立腺肥大症診療ガイドライン．リッチヒルメディカル，2017

17）日本排尿機能学会 過活動膀胱診療ガイドライン作成委員会（編）：過活動膀胱診療ガイドライン 第2版．リッチヒルメディカル，2015

18）本間之夫，他：過活動膀胱症状質問票（oceractive bladder symptom score：OABSS）の開発と妥当性の検討．日泌尿会誌 **96** : 182, 2005

19）Abrams P, et al（ed）: Incontinence 6th ed, https://www.ics.org/publications/ici_6/Incontinence_6th_Edition_2017_eBook_v2.pdf　2019年6月30日閲覧

20）坂元正一，他（監）：改訂版 プリンシプル産科婦人科学1．メジカルビュー社，2002

21）Norton PA : Pelvic floor disorders : The role of fascia and ligaments. *Clin Obsete Gynecol* **36** : 926-938, 1993

22）Carriere B, et al : The Pelvic Floor. Georg Thieme Medical Publishers, New York, 2006

23）Nguyen JK, et al : Lumbosacral spine and pelvic inlet changes associated with pelvic organ prolapse. *Obstet Gynecol* **95** : 332-336, 2000

24）Lind LR, et al : Thoracic kyphosis and the prevalence of advanced uterine prolapse. *Obstet Gynecol* **87** : 605-609, 1996

25）山下かおり，他：腹圧性尿失禁・骨盤臓器脱の手術．泌尿器ケア **19** : 1125-1131, 2014

26）Food and Drug Administration（FDA）: Urogynecologic Surgical Mesh. 2011（https://www.fda.gov/media/81123/download）2019年6月23日閲覧

27）Freeman RM, et al : A randomised controlled trial of abdominal versus laparoscopic sacrocolopopexy for the treatment of post-hysterectomy vaginal vault prolapse : LAS stugy. *Int Urogynecol J* 24 : 377-384, 2013

28）日本大腸肛門学会（編）：便失禁診療ガイドライン 2017年版．南江堂，2017

29）日本消化器病学会関連研究会　慢性便秘の診断・治療研究会（編）：慢性便秘症診療ガイドライン 2017．南江堂，2017

30）Lewis SJ, et al : Stool form scale as a useful guide to intestinal transit time. *Scand J Gastroenterol* **32** : 920-924, 1997

31）Rogers RG, et al : Current diagnosis and treatment algorithms for anal incontinence. *BJU Int* **98**（Suppl 1）: 97-106, 2006

32）Suzuki H, et al : Diagnosis and Characters of Non-Specific Low Back Pain in Japan : The Yamaguchi Low Back Pain Study. *PLoS One* **11** : e0160454, 2016

33）Cuesta-Vargas AI, et al : Exercise, manual therapy, and education with or without high-intensity deep-water running for nonspecific chronic low back pain : a pragmatic randomized controlled trial. *Am J Phys Med Rehabil* **90** : 526-538, 2011

第Ⅴ章

骨盤底機能障害に対する評価
まゆみんの実践講座①

1. カウンセリング（問診）における7つのポイント

　骨盤底機能障害を評価する際には，まずカウンセリングが重要である．どのような症状が出現してるかをカウンセリングで聴取し，問題点を推測した後に，評価および治療へと展開する．カウンセリングを行う際，疼痛を主とした運動器症状や尿もれなどの排泄症状であっても聴取する内容は共通している．以下に，筆者が実施しているカウンセリングのポイントを述べる（表1）．

1）主症状の経過を聞く

　「いつから症状が出ているのか？」「何がきっかけで症状が起こるようになったか？」「絶えず症状が出現しているのか」「症状が憎悪する時は，どのような姿勢や動きをした時か，またどのようにすると症状が軽減するか，または消失するのか？」といった内容について確認する．

表1　カウンセリングにおける7つのポイント

ポイント①：主症状の経過を聞く
ポイント②：疼痛は，どこか，いつか，どうすると起こるのかなどを聞く
ポイント③：骨盤底症状（排泄および骨盤臓器脱など）の有無を聞く
ポイント④：妊娠または分娩歴を聞く
ポイント⑤：既往歴を聞く
ポイント⑥：生活スタイル，日中の活動状況，職業を聞く
ポイント⑦：治療歴・運動歴を聞く

2）疼痛は，どこか，いつか，どうすると起こるのかなどを聞く

疼痛の部位は，必ず本人にどこが痛むのかを手で示してもらう．例えば，腰痛であってもセラピストの考える腰と，一般の人が考える腰はまったく異なることが多く，一般の人はお尻を指して腰痛と訴えたりする．また，恥骨痛の場合でも指しているところが股関節であることも多い．そのため，言葉だけではなく，本人に痛む部位を直接指してもらうと間違いがない．さらにその際，安静時に痛むのか，運動時に痛むのか，どうすると症状が強くなり，逆にどうすると楽になるのかも確認する．

3）骨盤底症状（排泄および骨盤臓器脱など）の有無を聞く

排泄のコントロールが正しく行われているかを確認する．問題が生じている場合は，どのような状態かを聴取する．例えば，尿失禁がある場合は，腹圧による尿失禁なのか，トイレに間に合わず尿失禁となるのかを，必ず確認して尿失禁のタイプを推察する．さらに，どの程度もれるのか，パッドを使用しているのか，また排尿の勢い，排尿の回数，便秘ならびに排尿時痛の有無も確認する．なお，排尿日誌をつけている場合は，より詳しい症状の確認が容易となるので，初回以降に持参してもらうとよい．一方，骨盤臓器脱症状では，会陰部や下腹部に圧迫感を感じる．そのため，重力や腹圧の高まる動作後に，その症状が悪化することが多いので，朝と夕方の症状の違いや，動作時および動作後の症状の変化を確認する必要がある．

4）妊娠または分娩歴を聞く

はじめての妊娠で，尿もれ，恥骨痛，仙腸関節痛などの症状がある場合は，妊娠前における状態の有無を必ず確認する．また，経産婦で前述の症状がある場合は，前回の出産後からの経過を必ず聴取する．産後においては，分娩方法を確認する必要がある．自然分娩，機械分娩（吸引分娩，鉗子分娩），和痛分娩，無痛分娩，帝王切開のいずれかとなるが，分娩時にクリステル胎児圧出法（妊婦の腹部を上から圧迫する手技）を行ったか，会陰切開を行ったかの確認も重要である．なお，会陰裂傷の程度は分娩記録には記載はされるが，本人が尋ねなければ，何度の裂傷であったのかは知らされるものではない．そのため会陰切開をしていれば，2度の裂傷以上であることは間違い

ないので，現在の創部における疼痛や突っ張り感，違和感の有無を確認する必要がある．臨床上，産後数カ月では創部上に圧痛を訴える症例も多い．さらに，産後数年経過していても違和感が残る症例も多い．胎児の体重も確認すべき項目である．第Ⅲ章でも説明したが，4,000 g以上の過重胎児では骨盤底部に負荷がかかりやすい[1, 2]．

5）既往歴を聞く

これまでケガや大きな手術などを受けたことがあるか，例えば，呼吸器疾患，消化器疾患に対する開腹術の有無や内視鏡による手術の既往の有無，骨盤内臓器の手術に関する既往歴を確認する．特に女性では子宮癌術後や子宮筋腫に対する開腹術を経験しているか否か，男性では前立腺肥大症や前立腺癌術後の既往の有無を必ず確認する．また，糖尿病は末梢神経障害が生じるため，排泄症状を呈す場合があるので，既往歴として確認すべきである．

まゆみんのワンポイント講座

排尿問題が引き起こす動作と排尿時痛との関係!?

未経産の症例で，切迫性尿失禁の症状が強く，排尿時に疼痛を訴えた症例がいた．筆者は，排尿時に疼痛があることや過去に膀胱炎を発症したこともあることから，泌尿器科の受診を勧めた．しかし，泌尿器科では特に異常は認められなかった．ここまでの話では，よくある状況かと思うが，この症例は切迫感が強くなった際，それを逃すためにしゃがみ込んで会陰部に自身の踵を押しあて，会陰部を持ち上げるようにして尿意を抑えるという動作と，強い骨盤底筋群の収縮を過剰（1分近い骨盤底筋群の最大随意収縮を繰り返していた）に行っていた．この会陰部を踵で抑える動作により，尿道に圧が加わり，さらに過剰な骨盤底筋群の収縮後に十分な弛緩がなされないことで，排尿時痛が誘発されていた．そこで，まずは踵で抑えることを中止してもらい，次に骨盤底筋群の収縮後における弛緩エクササイズを実施してもらった．これにより排尿時痛は消失した．このような排尿をがまんするための動作は，人それぞれである．動作をみるプロとしても，運動器症状だけでなく，蓄尿・排尿症状の場合にも必ず姿勢や生活の中で定期的に行っている動作を実際に確認すべきである．

6）生活スタイル，日中の活動状況，職業を聞く

　日ごろの生活スタイルを確認することは重要である．デスクワークをしているか，立ち仕事なのか，重労働なのか，楽器の演奏をしているかなど，仕事から趣味までを含めて，症例の姿勢や動作に関する生活スタイルを必ず聴取する．特に日本では，洋式の椅子やソファの生活習慣が浸透してきてはいるが，やはり床を中心に生活をする人は多い．あぐらや割座などの生活習慣が股関節の可動性の問題を引き起こし，腰痛を生じさせることもある．女性でも産後にあぐらで授乳している人などは，尾骨痛や股関節痛を訴える症例も多い．誤った身体の使い方を反復することで，症状が出現しやすいので，実際に日中の身体の使い方や座り姿勢などを行ってもらい確認するとよい．

7）治療歴・運動歴を聞く

　これまで，現在の症状に対して何か治療を行ってきたのか，または運動を行ってきたのか，その治療は誰から受けた指導（テレビや雑誌，または看護師や助産師，理学療法士など）なのかを確認する．また現在，定期的に身体活動を行っているのかも聴取する．

まゆみん のワンポイント講座

腹筋運動が腹圧性尿失禁を引き起こす !?

　筆者がサポートしている産婦人科で，1カ月健診時には尿もれがなかったが，2カ月後に腹圧性尿失禁を生じるようになってしまったと訴えて来院した症例がいた．カウンセリングで話を聞くと，「たるんだお腹をなんとか早く引き締めたく，腹筋運動（カールアップ）を1日に100回行っていた」とのこと．このような経腟分娩後に骨盤底筋群の機能回復が十分でない状況での腹筋運動は，過度な腹圧を骨盤底部にかけてしまう．例えば，空気を入れてふくらました紙袋を想像してみよう．紙袋の上をギュッと握ると，下方に圧が移動して空気が下からもれるのは容易に想像できるだろう．これと同じ現象で，紙袋が腹筋とし，そこに圧力がかかれば下の骨盤底からもれ出すことが想定できるだろう．よって，産後で骨盤底機能の回復過程または骨盤底機能障害がある人に対しては，腹筋運動を指導するかは十分な注意が必要である．

2. 骨盤底機能障害で使える質問票

　最初のカウンセリング時に，明らかな骨盤底機能障害がある場合は，その問題に関する質問票を加えるとよい．この質問票があると，排尿や排便，骨盤臓器脱の状況などといった骨盤底機能障害に関して，一つひとつは，なかなか自分からはいいにくいことを細かく確認でき，記入者も答えやすいという利点がある．この質問票をもとにカウンセリングを行い，問題を見定めていくことを推奨する．さらに性機能に関しては，口頭では聞きにくい部分があるので，質問票を用いることを推奨する．以下に，骨盤底機能障害に関する質問票を述べる．

1）尿失禁の自覚的症状および QOL の質問票

　尿失禁の自覚的症状や QOL の質問票には，下部尿路症状スコア（CLSS：Core Urinary Tract Symptom Score）[3,4]，International Consultation on Incontinence Questionnaire-Short Form（ICIQ–SF；**表2**）[3~6]，King's Health Questionnaire（KHQ；**表3**）[3,4]，女性骨盤底困窮度質問票（J–PFDI–20：Japanese version of Pelvic Distress Inventory–short from 20；**表4**）[5~7]がある．CLSS は日本で開発されたものであり，スクリーニングとして用いられている．ICIQ–SF は尿失禁の疾患特異的な質問票であり，質問項目が少ないため簡便に活用できるが，逆に KHQ は詳細な評価が可能であるが質問項目が多いため，高齢者にやや理解しにくいといった点がある．筆者は，J–PFDI–20 を主に使用しているが，その理由は骨盤臓器脱障害，結腸直腸・肛門障害，下部尿路機能障害を評価できるからである．また，排尿トラブル症例では，排尿日誌を用いることで，日常生活における食事や飲み水の趣向および摂取パターン，さらに1日の排尿回数，尿失禁回数，尿失禁の契機などが確認でき，それにより尿失禁のタイプ分類や便秘の有無，排便状況を把握することができる（**表5**）[5,6]．

第Ⅴ章　骨盤底機能障害に対する評価

表2 International Consultation on Incontinence Questionnaire–Short Form
(ICIQ–SF)（文献3〜6）より転載）

1. どれくらいの頻度で尿がもれますか？（一つの□をチェック）	
□なし	[0]
□おおよそ1週間に1回あるいはそれ以下	[1]
□1週間に2〜3回	[2]
□おおよそ1日に1回	[3]
□1日に数回	[4]
□常に	[5]

2. あなたはどれくらいの量の尿もれがあると思いますか？ （あてものを使う使わないにかかわらず，通常はどれくらいの尿もれがありますか？）	
□なし	[0]
□少量	[2]
□中等量	[4]
□多量	[6]

3. 全体として，あなたの毎日の生活は尿もれのためにどれくらい損なわれていますか？

　　　　　　0　1　2　3　4　5　6　7　8　9　10
　　まったくない　　　　　　　　　　　　非常に

4. どんな時に尿がもれますか？ （あなたにあてはまるものすべてをチェックしてください）
□なし：尿もれはない
□トイレにたどりつく前にもれる
□咳やくしゃみをした時にもれる
□眠っている間にもれる
□体を動かしている時や運動している時にもれる
□排尿を終えて服を着た時にもれる
□理由がわからずにもれる
□常にもれている

　2001年第2回International Consultation on Incontinenceにて作成・推奨された尿失禁の症状・QOLの質問票．尿失禁における自覚症状およびQOL評価の質問票として，質問1〜3までの点数を合計し，0〜21点で評価する．点数が高いほど重症となる

92

表3 King's Health Questionnaire (KHQ) (文献3, 4) より転載

これらの質問に答える際は，この2週間のあなたの状態を思い起こしてください

Q1	あなたの今の全般的な健康状態はいかがですか	1つだけ選んでください
	・とても良い	☐1
	・良い	☐2
	・良くも悪くもない	☐3
	・悪い	☐4
	・とても悪い	☐5

Q2	排尿の問題のために，生活にどのくらい影響がありますか	1つだけ選んでください
	・まったくない	☐1
	・少しある	☐2
	・ある（中ぐらい）	☐3
	・とてもある	☐4

以下にあげてあるのは，日常の活動のうち排尿の問題から影響を受けやすいものです．排尿の問題のために，日常生活にどのくらい影響がありますか．すべての質問に答えてください．この2週間の状態について，あなたにあてはまる答えを選んでください

仕事・家事の制限		まったくない	少し	中くらい	とても
Q3a	排尿の問題のために，家庭の仕事（掃除，買物，電球の交換のようなちょっとした修繕など）をするのに影響がありますか？	☐1	☐2	☐3	☐4
Q3b	排尿の問題のために，仕事や自宅外での日常的な活動に影響がありますか？	☐1	☐2	☐3	☐4

身体的・社会的活動の制限		まったくない	少し	中くらい	とても
Q4a	排尿の問題のために，散歩・走る・スポーツ・体操などの身体を動かしてすることに影響がありますか？	☐1	☐2	☐3	☐4
Q4b	排尿の問題のために，バス，車，電車，飛行機などを利用するのに影響がありますか？	☐1	☐2	☐3	☐4
Q4c	排尿の問題のために，世間的な付き合いに影響がありますか？	☐1	☐2	☐3	☐4
Q4d	排尿の問題のために，友人に会ったり，訪ねたりするのに影響がありますか？	☐1	☐2	☐3	☐4

個人的な人間関係			まったくない	少し	中くらい	とても
Q5a	排尿の問題のために，伴侶・パートナーとの関係に影響がありますか？	1. ☐0 伴侶・パートナーがいないため，答えられない	☐1	☐2	☐3	☐4

（つづく）

第Ⅴ章　骨盤底機能障害に対する評価

表3　King's Health Questionnaire（KHQ；つづき）

Q5b	排尿の問題のために，性生活に影響がありますか？	1.　□0 性生活がないため，答えられない	□1	□2	□3	□4
Q5c	排尿の問題のために，家族との生活に影響がありますか？	1.　□0 家族がいないため，答えられない	□1	□2	□3	□4

心の問題		まったくない	少し	中くらい	とても
Q6a	排尿の問題のために，気分が落ち込むことがありますか？	□1	□2	□3	□4
Q6b	排尿の問題のために，不安を感じたり神経質になることがありますか？	□1	□2	□3	□4
Q6c	排尿の問題のために，情けなくなることがありますか？	□1	□2	□3	□4

睡眠・活力（エネルギー）		まったくない	ときどきある	よくある	いつもある
Q7a	排尿の問題のために，睡眠に影響がありますか？	□1	□2	□3	□4
Q7b	排尿の問題のために，疲れを感じることがありますか？	□1	□2	□3	□4

自覚的重症度（以下のようなことがありますか？）		まったくない	ときどきある	よくある	いつもある
Q8a	尿パッドを使いますか？	□1	□2	□3	□4
Q8b	水分をどのくらいとるか注意しますか？	□1	□2	□3	□4
Q8c	下着が濡れたので取り替えなければならないですか？	□1	□2	□3	□4
Q8d	臭いがしたらどうしようかと心配ですか？	□1	□2	□3	□4
Q8e	排尿の問題のために恥ずかしい思いをしますか？	□1	□2	□3	□4

【キング健康調査票計算方法】
1. 全般的健康感：スコア＝（Q1のスコア−1）/4×100
2. 生活への影響：スコア＝（Q2のスコア−1）/3×100
3. 仕事・家事の制限：スコア＝（Q3a＋Q3bのスコア−2）/6×100
4. 身体的活動の制限：スコア＝（Q4a＋Q4bのスコア−2）/6×100
5. 社会的活動の制限：スコア＝（Q4c＋Q4d＋Q5cのスコア−3）/9×100[*1]
　　＊1：Q5cのスコアが≧1の場合，もしQ5cのスコアが0の場合は（Q4c＋Q4d＋Q5cのスコア−2）/6×100
6. 個人的な人間関係：スコア＝（Q5a＋Q5のスコア−2）/6×100[*2]
　　＊2：Q5a＋Q5b≧2の場合，またはQ5a＋Q5b＝1の場合は（Q5a＋Q5bのスコア−1）/3×100，もしくはQ5a＋5b＝0の場合は欠損値（不適用）として扱う
7. 心の問題：スコア＝（Q6a＋Q6b＋Q6cのスコア−3）/9×100
8. 睡眠・活力：スコア＝（Q7a＋Q7bのスコア−2）/6×100
9. 重症度評価：スコア＝（Q8a＋Q8b＋Q8c＋Q8d＋Q8eのスコア−5）/15×100

【KHQ日本語版による各領域のスコア計算方法】
　上記の計算により，各領域について0〜100のスコアで評価する（スコアが高いほどQOL障害が高度）

2 骨盤底機能障害で使える質問票

表4　女性骨盤底困窮度質問票（J-PFDI-20）（文献7）より転載）

【骨盤臓器脱障害質問票（POPDI-6）】
1. ふだん，下腹部に圧迫感を感じますか？
2. ふだん，骨盤のあたりに重苦しさやうっとうしさを感じますか？
3. ふだん，腟のあたりに膨らんだものや下がってはみ出すものがみえる，あるいは手に触りますか？
4. 排便時もしくは排便終了時に，腟あるいは肛門周囲を圧迫しなければならないことがありますか？
5. ふだん，尿を全部出せない感じがありますか？
6. 排尿開始時もしくは終了時に，腟の辺りの膨らみを指で押し上げなければならないことがありますか？

【結腸直腸・肛門障害質問票（CRADI-8）】
7. 排便をする時，ひどく強くいきむ必要がありますか？
8. 排便を終える時，完全に便を排出できていない感じがしますか？
9. ふだん，便が普通の硬さの時，がまんできずに便をもらしますか？
10. ふだん，便がゆるい時，がまんできずに便をもらしますか？
11. ふだん，おならをがまんできませんか？
12. ふだん，排便時に痛みを感じますか？
13. 強い切迫感があって，排便するためにトイレに駆け込まなければならなかったことがありますか？
14. 排便時もしくは排便後に，腸の一部が肛門を通ってはみ出すことがありますか？

【排尿障害質問票（UDI-6）】
15. ふだん，頻尿になっていますか？
16. ふだん，尿意切迫感（排尿せずにはいられない強い尿意）とともに尿がもれることはありますか？
17. ふだん，咳，くしゃみ，笑うことなどで尿がもれますか？
18. ふだん，尿が少量，もれることがありますか？
19. ふだん，尿がうまく出せないことがありますか？
20. ふだん，下腹部や外陰部に痛みや不快感がありますか？

　上記症状の質問に対して，（0）症状なし，（1）症状はあるが困っていない，（2）少し困っている，（3）中くらい困っている，（4）非常に困っているの段階で回答する．合計スコア＝（POPDI-6の合計点）/6 × 25 ＋（CRADI-8の合計点）/8 × 25 ＋（UDI-6の合計点）/6 × 25（0～300の範囲）

2）過活動膀胱の質問票

　過活動膀胱の特異的な質問票には，過活動膀胱症状スコア（OABSS：Overactive Bladder Symptom Score）がある．これは日本人症例を用いて作成された質問票であり，昼間頻尿，夜間頻尿，尿意切迫感，切迫性尿失禁の4項目により構成されている．なお，尿意切迫感スコアが2点以上，かつ合計スコアが5点以下では軽症，6～11点では中等症，12点以上では重症となる（p73の**表2**）[5, 6, 8~10]．

第Ⅴ章　骨盤底機能障害に対する評価

表5　排尿日誌（文献 5, 6, 10）より転載）

《排尿日誌の記入方法》
　この排尿記録票は，膀胱の働きや生活習慣を知るのに有効です．1日ずつ3日分記録します

《準備するもの》
①起床から翌日の朝の起床までを1日ぶんとして記録します
②排尿量・飲水量，食事の内容とその時間，尿もれの有無，切迫感の有無とその状況を記録します
③食事や飲み物については種類（水，コーヒーなど）と量を記録します．あらかじめ，ふだん使っている湯飲みやコップの容量を計っておくとよいでしょう

氏　名　　東京　花子

《記入例》
9月21日（木曜日）起床時間 6 時 30 分／就寝時間 22 時 30 分

時間	食事および飲水量（mL）の種類と量	排尿量（mL）またはS/M/L	尿もれS/M/L	切迫感1/2/3	どんな時に？	排便の有無と硬さ
7 時 00 分	ご飯，味噌汁，お茶 100	200				
8 時 00 分	水 100					
9 時 00 分	お茶 200					○硬め
10 時 00 分		200				
11 時 00 分		50	○		くしゃみ	
12 時 00 分		100				
13 時 00 分	パスタ，サラダ，お茶 200					
14 時 00 分						
15 時 00 分	コーヒー 200	150				
16 時 00 分	水 100	50				
18 時 00 分	ご飯，魚，味噌汁，お茶 200	100				
19 時 00 分	水 100					
20 時 00 分		200				
21 時 00 分	水 100					
22 時 00 分		150				
合計	1,300（mL）	1,200（mL）				

1 回の排尿量を記載します

尿もれが起こった時にもれた量とその状況を記入してください

だいたいの量と飲み物の種類を記入してください

3）前立腺肥大症に伴う下部尿路症状の質問票

　男性の前立腺肥大症に伴う下部尿路症状には，日本語版で妥当性が検証されている質問票として，国際前立腺症状スコア（IPSS：International Prostate Symptom Score）がある（**表6**）[6, 11]．症状によりスコアをつけ，軽症（0 ～ 7点），中等症（8 ～ 19点），重症（20 ～ 35点）に分類される．また，慢性

表6　国際前立腺症状スコア（IPSS）（文献6, 11）より転載）

どれくらいの割合で次のような症状がありましたか	まったくない	5回に1回の割合より少ない	2回に1回の割合より少ない	2回に1回の割合くらい	2回に1回の割合より多い	ほとんどいつも
この1カ月の間に，尿をした後にまだ尿が残っている感じがありましたか	0	1	2	3	4	5
この1カ月の間に，尿をしてから2時間以内にもう一度しなくてはならないことがありましたか	0	1	2	3	4	5
この1カ月の間に，尿をしている間に尿が何度もとぎれることがありましたか	0	1	2	3	4	5
この1カ月の間に，尿をがまんするのが難しいことがありましたか	0	1	2	3	4	5
この1カ月の間に，尿の勢いが弱いことがありましたか	0	1	2	3	4	5
この1カ月の間に，尿をし始めるためにお腹に力を入れることがありましたか	0	1	2	3	4	5

	0回	1回	2回	3回	4回	5回以上
この1カ月の間に，夜寝てから朝起きるまでに，ふつう何回尿をするために起きましたか	0	1	2	3	4	5

IPSS 合計 ＿＿＿＿＿＿＿＿＿＿＿点

	とても満足	満足	ほぼ満足	なんともいえない	やや不満	いやだ	とてもいやだ
現在の尿の状態がこのまま変わらずに続くとしたら，どう思いますか	0	1	2	3	4	5	6

QOL スコア ＿＿＿＿＿＿＿＿＿＿＿点

IPSS 重症度：軽症（0 ～ 7点），中等症（8 ～ 19点），重症（20 ～ 35点）
QOL 重症度：軽症（0，1点），中等症（2 ～ 4点），重症（5，6点）

前立腺炎や慢性骨盤痛症候群の症状に用いられる質問票としては，前立腺症状スコア（NIH-CPSI：National Institute of Health Chronic Prostatitis Symptom Index）がある（**表7**）[5, 6, 12]．なお，0〜9点で軽症，10〜18点で中等症，19〜31点で重症となる．

4）便秘症および便失禁の質問票

便秘症状に対する重症度の評価としては，Constipation Scoring System（CSS），Obstructed Defecation Symptom Score（ODS）がある[14, 15]．CSSは便秘症状の頻度や排便の補助の有無，病悩期間で構成される．ODSは排便症状がどのくらいの頻度や時間で生じるかや，下剤または浣腸の使用の有無などが評価できる．便秘症に対する特異的質問票としては，Patient Assessment of Constipation of Quality of Life Scale（PAC-QOL）がある[16~21]．日本語版PAC-QOLは，便秘に関連した4つの項目〔身体的不快スコア（physical discomfort score），社会・心理的不快スコア（psychosocial discomfort score），心配・懸念スコア（worries/concerns score），満足度スコア（satisfaction score）〕とその下位尺度の全28項目からなる質問票で，過去2週間の症状について「0（全然ない）〜4（極度に）」の5件法にて評価するものである．スコアは低いほうが，QOLが高いことを示している（**表8**）．またこの際，便の形状がどれにあたるのかを，ブリストルスケール（p82の**図10**を参照）を用いて問診時に確認することは有用である．

一方，便失禁の重症度を評価する質問票として，クリーブランドクリニック便失禁スコア（CCFIS：Cleveland Clinic Florida Fecal Incontinence Score）とFecal Incontinence Severity Index（FISI），Fecal Incontinence Quality of Life Scale（FIQL）がある[22, 23]．CCFISは，どのくらいの頻度で何回の失禁があるのか，パッドの使用状況，日常生活への影響で構成される．FISIは症状のみに関する問診で，QOLは評価されない質問票である．FIQLは便失禁特異的QOL質問票であり，29の質問を4つ項目（生活様式，対処・日常行動，憂うつ感・自己認識，羞恥心）で分類して4段階で評価され，点数が高いとQOLは良好となる．さらに，FIQLを生活様式・対処・日常行動に関する設問に絞って，日本人向けに修正したmFIQLがある（**表9**）[24~26]．

2　骨盤底機能障害で使える質問票

表7　前立腺症状スコア（NIH-CPSI）（文献12）より転載）

I　痛みあるいは不快感について

1. この1週間で，次の場所に痛みや不快感を感じたことがありましたか（あてはまる項目に○をつけてください）？

	ある	ない
a. 肛門と精巣の間（会陰部）	1	0
b. 精巣（睾丸）	1	0
c. 陰茎の先端（排尿に関係なく）	1	0
d. 腰の下，下腹部や膀胱の周囲	1	0

2. この1週間で，次のようなことがありましたか？

	ある	ない
a. 排尿中の痛みまたは灼熱感	1	0
b. 射精している時，射精後の痛みまたは不快感	1	0

3. この1週間で，上記のような痛みや不快感をどのぐらい感じましたか？

まったく感じない	ほとんど感じない	ときどき感じた	しばしば感じた	頻回に感じた	いつも感じた
0	1	2	3	4	5

4. この1週間で，あなたが感じた痛みまたは不快感の平均を表すとしたら何点ですか？

まったく痛くない										これ以上はないような痛み	合計点	点
0	1	2	3	4	5	6	7	8	9	10		

II　排尿について

5. この1週間で，排尿後に尿がまだ残っている感じがありましたか？

なし	5回に1回未満	2回に1回未満	2回に1回ぐらい	2回に1回以上	ほとんどいつも
0	1	2	3	4	5

6. この1週間で，排尿後2時間以内にもう一度行かねばならないことがありましたか？

なし	5回に1回未満	2回に1回未満	2回に1回ぐらい	2回に1回以上	ほとんどいつも	合計点	点
0	1	2	3	4	5		

III　症状の影響について

7. この1週間で，今ある症状のためにふだんしていることを差し控えることがありましたか？

なし	ほんの少し	いくらか	たくさん
0	1	2	3

8. この1週間で，症状のことをどのぐらい考えましたか？

なし	ほんの少し	いくらか	たくさん	合計点	点
0	1	2	3		

IV　生活の質（Quality of life）について

9. この1週間に，あなたが感じた症状が今後一生続くとしたらどう感じますか？

たいへん満足	満足	大体満足	満足と不満の中間	不満気味	不満	まったくがまんできない	合計点	点
0	1	2	3	4	5	6		

参考：項目1〜6の合計点数	
0〜9点	軽症
10〜18点	中等症
19〜31点	重症

第Ⅴ章　骨盤底機能障害に対する評価

表8 Japanese version of Patient Assessment of Constipation of Quality of Life Scale（JPAC-QOL）（文献18）より改変引用）

身体的不快スコア

1. 腹部がはちきれそうなくらい張っていると感じましたか？
2. 便秘のせいで体が重くなったように感じましたか？
3. 体に不快を感じましたか？
4. 排便しなければと思ったのに，出ないことがありましたか？

社会・心理的不快スコア

5. 他の人と一緒にいて，恥ずかしいと感じることがありましたか？
6. 排便できないために食べる量が徐々に減ってくることがありましたか？
7. 食べるものに気をつける必要がありましたか？
8. 食欲が落ちましたか？
9. （例えば友人宅などで）自分が食べる物を選ぶことができないと心配に感じたことはありましたか？
10. 外出中に，トイレに長時間入っていることで恥ずかしい思いをしたことはありますか？
11. 外出中に，トイレに何度も行くことで恥ずかしい思いをしたことはありますか？
12. 旅行中や外出中に，生活のリズムが変わってしまうことで心配になることがありましたか？

心配・懸念スコア

13. 便秘のせいでイライラすることがありましたか？
14. 便秘のせいで気持ちの動揺がありましたか？
15. 便秘のことで頭がいっぱいになることがありましたか？
16. 便秘によるストレスを感じることがありましたか？
17. 便秘のせいで自分に自信をもてなくなることがありましたか？
18. 自分がおかれている状況をコントロールできていると感じましたか？
19. いつ便意を催すかわからないので，心配でしたか？
20. 排便する必要がある時に，できないかもしれないと心配でしたか？
21. 排便できないことで，ますます心配になることがありましたか？
22. 症状が悪化するのではないかと不安になりましたか？
23. 体が正常に機能していないと感じましたか？

満足度スコア

24. 自分が期待したより排便の回数が少ないと感じましたか？
25. 排便の回数について満足していますか？
26. 自分の排便の周期に満足していますか？
27. 腸の働きに満足していますか？
28. 受けた治療に満足していますか？

2 骨盤底機能障害で使える質問票

表9 modified Fecal Incontinence Quality of Life Scale（mFIQL）
（文献 26）より転載）

便の〈もれ〉が気になって，以下にあげるようなことが経験をしたことがどれくらいありましたか？　この 1 カ月間についてお答えください

	ぜんぜんない	まれに	たびたび	ほとんどいつも
1. 便の〈もれ〉が気になって外出するのが怖かったですか	□1	□2	□3	□4
2. 便の〈もれ〉が気になって，よその家を訪問するのを避けていましたか	□1	□2	□3	□4
3. 便の〈もれ〉が気になって外泊を避けていましたか	□1	□2	□3	□4
4. 映画や観劇などに出かけるのが難しいことがありましたか	□1	□2	□3	□4
5. 外出する前は食べる量を控えましたか	□1	□2	□3	□4
6. 外出している時は，できるだけトイレの近くにいるようにしていましたか	□1	□2	□3	□4
7. 一日の予定を立てるのに排便のパターンを気にしましたか	□1	□2	□3	□4
8. 便の〈もれ〉が気になって，やりたいことを思うようにできないことがありましたか	□1	□2	□3	□4
9. 電車や飛行機などでの旅行を避けていましたか	□1	□2	□3	□4
10. トイレに間に合わないことがあるのではないかと気にしていましたか	□1	□2	□3	□4
11. 外食するのを避けていましたか	□1	□2	□3	□4
12. 便の〈もれ〉が気になって，寝つけなかったり，目が覚めたりしたことはありましたか	□1	□2	□3	□4
13. 便の〈もれ〉のことがいつも，頭から離れませんでしたか	□1	□2	□3	□4
14. 慣れないところにいくと，いつもトイレがどこにあるか確認しましたか	□1	□2	□3	□4

全 14 項目（設問）のうち，
・8 項目以上，答えている場合を評価対象とする
・回答数が 8 項目未満の場合は，その症例は評価対象外（評価不能）とする

↓

8 項目以上答えている場合，
①回答している項目では，☑ の数字をその項目の点数とする
②回答のない項目では，「回答している項目の平均」をその項目の点数とする
③上記の①・②で得た14 項目すべての点数の合計をとり，それを 0 〜 100 点換算に変換（※）する
※もとは 1，2，3，4 点なので，理論的には 14 点から 56 点までの分布になる．そのため，合計から 14 を引いたものを 42 で割り 100 をかける

mFIQL スコア＝{（14 項目の点数の合計）− 14}÷ 42 × 100

5）性機能障害の質問票

　性機能障害に対する質問票としては，男性に用いられているものには ED 問診票（IIFE5：International Index of Erectile Function；**表10**）がある[27, 28]．5つの設問からなり，正常は 22 点以上で，スコアが低いほど重症となる．一方，女性に用いられているものとしては，Sexual Function Questionnaire（SFQ）と女性性機能質問用紙（FSFI：Female Sexual Function Index）がある[29, 30]．また，日本語版 SFQ は 34 項目からなる質問票で，日本語版 FSFI は 19 項目からなる質問票である（**表11**）．なお，日本語版 FSFI については質問内容を日本人向けに変更が行われている．このほかに，骨盤臓器脱・尿失禁・便失禁を伴う性機能質問票（PISQ-IR：Prolapse/Urinary Inconti-

表10　ED 問診票（IIFE5）（文献 28）より転載）

最近 6 カ月で，該当するところに○をつけてください

		非常に低い	低い	普通	高い	非常に高い
1. 勃起を維持する自信の程度はどれくらいありましたか？		1	2	3	4	5
2. 性的刺激による勃起の場合，何回挿入可能な勃起の硬さになりましたか？	性的刺激一度もなし 0	まったくなし，またはほとんどなし 1	たまに（半分よりかなり下回る回数） 2	ときどき（半分くらい） 3	おおかた毎回（半分よりかなり上回る回数） 4	毎回またはほぼ毎回 5
3. 性交中，挿入後に何回勃起を維持することができましたか？	性交の試み一度もなし 0	まったくなし，またはほとんどなし 1	たまに（半分よりかなり下回る回数） 2	ときどき（半分くらい） 3	おおかた毎回（半分よりかなり上回る回数） 4	毎回またはほぼ毎回 5
4. 性交中に，性交を終了するまで勃起を維持するのは，どれくらい困難でしたか？	性交の試み一度もなし 0	ほとんど困難 1	かなり困難 2	困難 3	やや困難 4	困難でない 5
5. 性交を試みた時に，何回満足に性交ができましたか？	性交の試み一度もなし 0	まったくなし，またはほとんどなし 1	たまに（半分よりかなり下回る回数） 2	ときどき（半分くらい） 3	おおかた毎回（半分よりかなり上回る回数） 4	毎回またはほぼ毎回 5

合計点数　　　　　点
総合点数が 21 点以下の場合は，ED の疑いがあります．22 〜 25 点：正常，17 〜 21 点：軽症，12 〜 16 点：中等〜軽症，8 〜 11 点：中等症，5 〜 7 点：重傷

nence Sexual Questionnaire, IUGA-Revised Pro) がある [13]. この質問票は，23 項目の質問からなる．これらの問診を使用することで，直接尋ねにくいことが確認でき，さらに症状の変化なども把握できるといった利点がある.

表11　女性性機能質問紙（FSFI；札幌医大日本語訳）

最近 1 カ月の状態をお答えください

【質問選択項目】

Q1　どれくらい性的欲求や性的な関心をもちましたか？

Q2　自分の性的欲求や性的関心のレベル（度合い）を割合つけると，どうなりますか？

Q3　どれくらいの頻度で性行動や性交の間に，性的に興奮（性的に興味を掻き立てられる）しましたか？

Q4　自分の性的欲求や性的関心の興奮度をレベル（度合い）づけると，どうなりますか？

Q5　性行動や性交の間に，どのくらい確信をもって性的に興奮したといえますか？

Q6　性行動や性交の間に，性的興奮度（刺激）にどのくらいの頻度で満足されましたか？

Q7　性行動や性交の間に，どのくらいの頻度で濡れましたか？

Q8　性行動や性交の間に濡れた状態になるまで，どのくらい困難さを感じましたか？

Q9　性行動や性交の完了時まで濡れている状態を維持できた頻度は？

Q10　性行動や性交の完了時まで濡れている状態を維持するのに，どのくらいの困難さを感じました？

Q11　性行動や性交時において，どのくらいの頻度でオルガスムス（性的興奮の絶頂）を迎えましたか？

Q12　性行動や性交時において，オルガスムス（性的興奮の絶頂）を迎えることに，どのくらいの困難さを感じましたか？

Q13　性行動や性交時に，オルガスムス（性的興奮の絶頂）を迎える能力に，どのくらいの満足感を感じましたか？

Q14　パートナーとの性交時に感じる心理的一体感に，どのくらい満足感を感じましたか？

Q15　パートナーとの性的な活動に，どのくらい満足感を感じましたか？

Q16　全般的な性生活に，どの程度満足されてますか？

Q17　腟性交中の不快感，または痛みをどのくらいの頻度で感じましたか？

Q18　腟性交後の不快感，または痛みをどのくらいの頻度で感じましたか？

Q19　腟性交中・後の不快感，または痛みにレベル（度合い）づけるとどうなりますか？

これで終了です．ご協力誠にありがとうございました

3. 適切な姿勢と問題な動作からわかる骨盤底機能障害

その他の運動器症状と同様に，骨盤底筋機能障害がある場合も，静的な姿勢評価は重要である（図1）．例えば，適切な立位姿勢を考えると，矢状面では外果の少し前，膝，大転子，胸部の中心，肩峰，耳孔が一直線上に位置する（図1b）．この時，骨盤の傾斜は上前腸骨棘（ASIS：anterior superior iliac spine）と上後腸骨棘（PSIS：posterior superior iliac spine）の傾斜で確認するが，正常であればPSISよりAISIが下方となり，その傾斜の差が2.5横指程度となる．その傾斜の差が3横指以上であれば骨盤前傾が強く，2.5横指以下であれば骨盤後傾が強いと判断する（図1c）．また，剣状突起と恥骨の位置についても一直線上にあるのが，適切な立位姿勢である．一方，前額面では膝蓋骨，大転子，ASIS，PSIS，肩峰が左右対称に位置し，また剣状突起と鼻筋に正中線が通る（図1a）．このように，まずは適切な姿勢をとれ

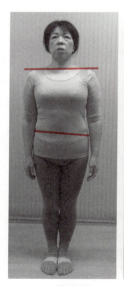
a. 前額面

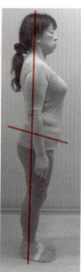
b. 矢状面

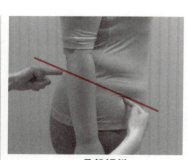
c. 骨盤傾斜

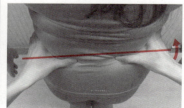
d. 面水面

図1 姿勢アライメントの評価

ているかを確認し，疼痛がある症例の場合には，どこに圧縮・伸張ストレスがかかっているのか，腹壁の支持は適切か，重力下においては座位・立位保持が適切になされているかをみる．その後，カウンセリングから聴収した問題となる動作評価を行い，動作時において疼痛や張りが誘発されるかを確認する．症状が誘発された場合は，弱化している筋肉の収縮を行ったり，偏位している部位を修正できるか，または他動的に偏位している部位を修正し症状が軽減または消失するかを確認する．以下に，実際によくみられる症例をとおして，そのポイントを解説する．

1）左腰部から仙腸関節痛を訴える評価のポイント

症状：60代の女性で，デスクワークが多く，長時間の座位で痛みや腰の張りが増加する．

姿勢：立位姿勢では，骨盤は後傾して左回旋，胸郭は右回旋している．脊柱は胸椎および腰椎ともにやや屈曲し，右に側屈している（**図2**）．問題となる動作の座位姿勢では，骨盤の後傾が立位姿勢時より増加しており，また時間の経過とともに脊柱の側屈も増加して左腰部に張りが出現する．

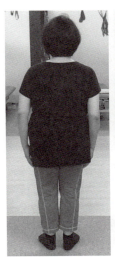 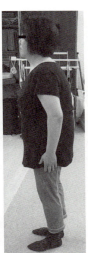 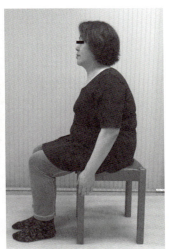

a．前額面（後方）　　b．矢状面　　c．座位姿勢

図2　左腰部から仙腸関節痛症例

予測される原因：脊柱の右側屈により右腹側部の筋が短縮し，そのため症状のある左腰背部に伸張性ストレスが加わっていると考えられる．そこで，次の点を確認して原因を見つける．

①腰背部にかかってるストレスを軽減して症状の変化を確認する．
②脊柱の右側屈を自動的または他動的に修正して症状の変化を確認する．
③骨盤の前傾が随意的に行えるか，また腹横筋の収縮を行って症状に変化が起こるかを確認する．

前述の確認により，脊柱の右側屈を他動的に修正すると，症状が自覚的に軽減するのが確認できた．しかし，修正した姿勢保持が困難のため，次は姿勢保持に必要な深部腹筋をはじめとする体幹筋の機能評価を行う必要がある．

2）軽度膀胱下垂を訴える評価のポイント

症状：たくさん歩くと，または夕方になると臓器に下垂感が生じたり，上にあるものを取る際に下腹部に違和感が生じる．

姿勢：立位姿勢では，骨盤は過剰に前傾し，さらに前方へ偏位している（**図3**）．

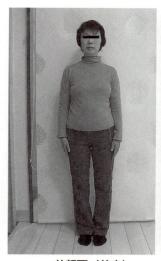 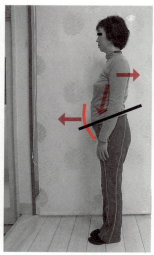

a. 前額面（前方）　　　b. 矢状面
図3　軽度膀胱下垂を訴える症例

予測される原因：立位姿勢より腹部支持の低下，および骨盤前傾位のため股関節の前面筋の硬さが考えられる．そこで次の点を確認して原因を見つける．

①骨盤の前方偏位として，腹横筋の随意収縮で症状の変化を確認する．
②骨盤の過剰な前傾位を自動的・他動的に修正して症状の変化を確認する．
③骨盤が過剰前傾した状態で，上にあるものを取る動作を行い，その際の腹部および骨盤の変化を確認する．

前述の確認により，腹横筋の随意収縮は自動的にコントロールが困難なため，骨盤の前方偏位および骨盤前傾位が修正できず，骨盤の前面筋もしくは腰背部筋の過緊張を評価する必要がある．また，上にあるものを取る動作時は，恥骨の上方付近に腹圧が強くかかり，骨盤の前方偏位がより増加した．そのため，腹横筋および骨盤底筋群の機能不全が考えられ，より詳細な機能評価を行う必要がある．

4. 骨盤底機能障害に関わる胸郭および腹部の評価

骨盤底筋機能障害の問題動作においては，インナーユニット（横隔膜，骨盤底筋群，腹横筋，多裂筋）の低緊張や骨盤に付着する筋群の過緊張および短縮が影響していることが多くみられる．そこで，姿勢評価の次には呼吸時の胸郭や腹部を評価することが重要である．その際，①呼吸時における胸郭の動きと腹部の筋緊張の評価，②呼吸パターンの評価，③胸郭の形態と可動性の評価，④腹部の皮膚および術創部の評価，⑤腹直筋離開の有無と程度の評価，⑥腹横筋の機能評価を確認するとよい（**表12**）．以下に，具体的な評価の方法を述べる．

表12 胸郭と腹部の評価のポイント

①呼吸時における胸郭と腹部の動き
②呼吸パターンの評価
③胸郭の形態と可動性の評価
④腹部の皮膚および術創部の評価
⑤腹直筋離開の有無と程度の評価
⑥腹横筋の機能評価

1）呼吸時における胸郭の動きと腹部の筋緊張の評価

姿勢保持において，胸郭や腹部に過剰な緊張が入ると，適切な呼吸ができず，呼吸機能に問題が生じる．呼吸機能に問題がある人は，骨盤底機能に障害がある場合が多い．そこで立位または座位にて，呼吸時における胸郭の動きと腹部の筋緊張を確認する．評価のポイントは，①胸郭の回旋の有無，②第10肋骨の高さの左右差，③腹部の筋緊張の程度である（図4）．例えば，胸郭に回旋があり，外腹斜筋に高い筋緊張が生じると，呼吸時に肋骨下部の側方への広がりが乏しくなり呼吸機能に問題が生じる（図5）．

2）呼吸パターンの評価

背臥位にて，呼吸時における胸郭の可動性を確認する．その際，上位胸式呼吸，下位胸式呼吸，腹式呼吸と3つに分けて評価を行う（図6）．この3つの呼吸様式が状況に合わせて切り替えができる状態が理想的であり，このような状態の胸郭が機能的と考える．特定の呼吸様式以外はできない人は，アウターユニット（腹斜筋，脊柱起立筋，腹直筋など）が優位となり，そのた

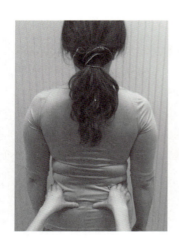

図4 立位における第10肋骨の高さおよび腹部の緊張の評価

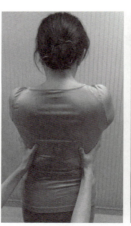 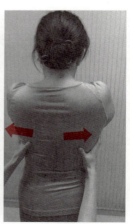

a. 安静呼気時　　b. 安静吸気時

図5 立位または座位における呼吸時の下腹部の筋緊張と下部肋骨の動きの評価

下部胸郭を触診し，呼吸時の胸郭の可動性を確認している．外腹斜筋の緊張が高い，または肋間筋の緊張も高い場合は，吸気時の胸郭の可動性が低くなる

4 骨盤底機能障害に関わる胸郭および腹部の評価

め胸郭や腹部，骨盤底部に問題が生じていると考えられる．そこで呼吸時において呼吸パターンを特定し，症例が通常用いているパターン以外の呼吸様式を指示することで，胸郭や腹部，骨盤底部の可動性を確認できる．例え

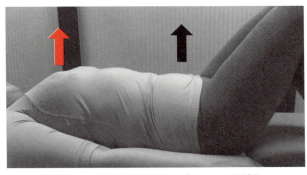

図6 背臥位おける呼吸パターンの評価

- 上位胸式呼吸：吸気で上位肋骨が最初に動き始める（赤矢印）
- 腹式呼吸：吸気で腹部が最初に膨らむ（黒矢印）
- 逆腹式呼吸：吸気で上位肋骨が最初に動き（赤矢印），呼気で胸郭が突き出される（黒矢印）

まゆみんのワンポイント講座

股関節に問題がある場合は，腹部をみよう!!

　股関節に疼痛または違和感を訴えた症例に対して，腹部の可動性を確認したところ，疼痛のある側の腹部の動きが呼吸時に乏しいことが確認できた．また，超音波画像診断装置を用いて呼吸時における腹部筋の動きをみると，疼痛側の腹部にある外腹斜筋，内腹斜筋，腹横筋の筋厚の変化および各筋膜には，ほとんど滑走の動きが認められなかった．逆に問題がない側の腹部は，吸気では腹部が外側に向かって広がっていくので，外腹斜筋・内腹斜筋・腹横筋の筋厚は薄くなっていくのと同時に，各筋膜が滑走していく動きが確認できた．そこで本症例に対し，超音波画像診断装置で腹壁の伸長や収縮を確認してもらいながら，腹式呼吸を行うと股関節の疼痛は消失し，屈曲の可動性も著しく改善した．したがって，呼吸時の腹壁の動きに問題がある場合は，骨盤底筋群の動きだけでなく，股関節にも影響が生じる可能性が高い．筆者は呼吸の際，必ず腹部に着目し評価している．

ば，骨盤後傾位でスウェイバック姿勢をとっている人は，外腹斜筋の過剰収縮が考えられ，座位や立位において呼吸時に胸郭下部の可動性が乏しくなり，腹式呼吸ができないことが多い．そのため，胸郭や腹部，骨盤底部の可動性に問題が生じる．

3）胸郭の形態と可動性の評価

呼吸パターンを確認した後に，胸郭の形態と可動性の詳細な評価を行う．下部肋骨の動きが呼吸時に乏しい場合，肋骨と剣状突起のなす角を確認する（図7, 8）．肋骨と剣状突起のなす角が90°以下であれば，外腹斜筋による過緊張が認められる．一方，90°以上である場合は内腹斜筋の過緊張，または腹横筋をはじめ腹部筋の低緊張が考えられる．さらに他動的に胸郭を圧迫し，抵抗感を評価して上部胸郭の硬さや胸郭下部の硬さを評価し（図9），動きを制限している胸郭に付着する外腹斜筋および内腹斜筋の緊張を確認する（図10）．例えば，肋骨と剣状突起のなす角度が90°以下の人では，外腹斜筋の緊張が高いため，吸気に胸郭下部外側への拡張が乏しくなる．また，下部肋骨を触診すると外腹斜筋の筋緊張が高いため手が入りにくく，圧痛を生じることがある（図11）．逆に，肋骨と剣状突起のなす角度が90°以上の人では，深部腹筋の筋緊張が低いため，腹部は非常に柔らかいことが考えられる（図12）．

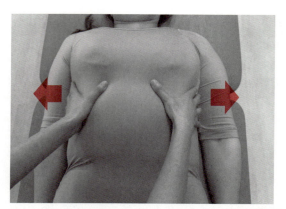

図7 呼吸時における胸郭下部の可動性評価 ▶動画06

胸郭下部に手をあて，呼吸時における肋骨の可動性を評価する．吸気の際，肋骨下部は外側に広がる動きが生じるかどうか，またその左右差を注意して確認する

4)腹部の皮膚および術創部の評価

　腹部にしわ・妊娠線および開腹術,または内視鏡の既往がある場合は,その術創部や周囲の皮膚の状況による影響を確認する必要がある.腹部に生じるしわは,症例の日常生活を表していることが多い.腰椎屈曲位の姿勢をとり生活をしていると,臍や臍下に水平面上にしわができやすい.下腹部に生じやすい妊娠線は,経産婦で多く認められ,妊娠線周囲の皮膚は低緊張になっていることが多い.一方,腹部の創部には内視鏡術後,開腹術後,帝王切開によるものがある.腹部の創部に関しては,十分な評価や治療をされることのないままの症例も多い.前述したように,下腹部と会陰部,会陰部と股関

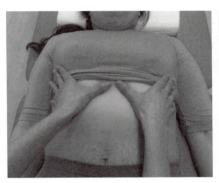

【評価の手順】
　胸郭の形態は,両肋骨下部と剣状突起のなす角を確認する.その際,90°以下であれば外腹斜筋群の過緊張が,逆に 90°以上では腹部筋群の低緊張または内腹斜筋の過緊張が疑われる.なお,90°程度であれば正常とする

【評価のポイント】
　胸郭の硬さ,腹部の皮膚,左右の硬さの違いの有無,肋骨の弾力性やしわの状態,腹直筋離開の有無や離解がある場合は何横指程度あるか,また腹直筋外側縁の疼痛の有無と程度も確認する

図8　肋骨と剣状突起のなす角　▶動画06

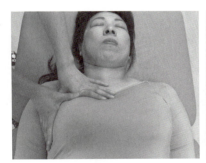
a. 胸郭上部の可動性評価

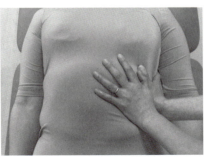
b. 胸郭下部の可動性評価

図9　胸郭上部および胸郭下部の可動性評価　▶動画06

胸郭に手をフィットさせるようにあて,運動方向に合わせて胸郭を圧迫する.この時の抵抗感を確認する.適度な筋緊張が保たれていれば,軟らかいスプリングを上から押したようなイメージで胸郭が沈み込むのがわかる

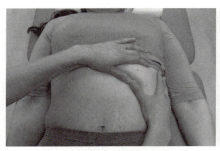
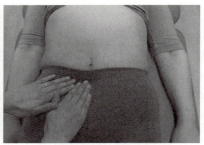

a. 外腹斜筋の筋緊張評価　　　　　　b. 内腹斜筋の筋緊張評価

図10　外腹斜筋および内腹斜筋の筋緊張評価

　外腹斜筋の筋緊張を評価する場合は，下部肋骨の内側に手を入れていく．過緊張がある場合，手が入りにくく，疼痛を訴えることも多い．内腹斜筋の筋緊張を評価する場合は，上前腸骨棘の内側に手をあてて，適度な強さで圧迫し筋緊張を確認する．緊張が高い場合，圧迫しても手がほとんど沈み込まないこともある

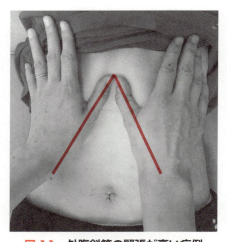
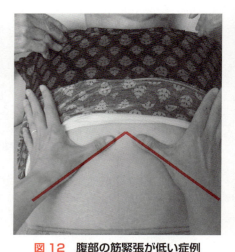

図11　外腹斜筋の緊張が高い症例
剣状突起を挟んだ肋骨のなす角度が鋭角になっている．そのため，外腹斜筋の過緊張が考えられる

図12　腹部の筋緊張が低い症例
剣状突起を挟んだ肋骨のなす角度が鈍角になっている．そのため，腹部全体の筋緊張が低いことが考えられる

節は筋・筋膜の連結を有しているため，術後の瘢痕により腹横筋や骨盤底筋群の機能低下および股関節の可動性低下を引き起こすことがある．筆者は，術後数年経った腹部の創が癒着することによる腹横筋の機能低下により，股関節痛や仙腸関節痛といった運動器症状を引き起こしている症例を多く経験

している．そのため，外科的な手術や帝王切開の既往がある場合は，必ず腹部の評価を行う必要がある．以下に，術創部における炎症状況および皮下組織の評価について解説する．

a. 術創部における炎症状況の評価

術創部に対する評価をする場合，創部の炎症状況を把握する．まず，術創部上を指で5秒間圧迫して離す．圧迫により青白くなった創部が元の色に戻るまでの時間を確認する．3秒以上かけて元の色に戻れば正常であり，3秒未満の場合は，炎症が継続していると考えられる[31]．この場合は，創部上に直接アプローチするのは早いと判断し，直接のアプローチは避け，創部周囲の血行を促進するアプローチを実施する．創部に炎症がなければ，創部上に直接アプローチすることが可能である[32]．

b. 術創部および術創周囲における皮下組織の評価

術創部に可動性の低下がある部位は，感覚鈍麻や異常感覚のある場合がある．したがって，可動性の確認を行う前に表在感覚を評価する．その後，術創部およびその周囲の皮下組織の可動性を評価する．術創部に炎症所見がある間は，術創部の傷が開くのを避けるために，術創部を両側から引き寄せてから術創部を動かす．その際，術創部に沿って，縦または横方向，回転または垂直方向につまむなど，動きの制限がある部位と方向を確認する（**図13**）．呼吸評価の際にも，術創部の可動性があるかどうかを評価することも有効である．創部に硬さが残っている場合は，吸気時に創部周囲が伸張し動きが乏しくなる．

c. 実際の症例における評価

卵巣破裂による開腹術後の20代のソフトボール選手で，バッティングスウィング時（バックスウィングしていく際）に術創部がつれて，痛みが生じていた．立位姿勢による評価では，骨盤は左回旋し，胸郭も左回旋していた．術創部は，正中線上に10 cm程度の創部あり，創部の右側で周囲の皮膚や創部の緊張が高かった（**図14**）．自覚的な違和感は，創部の右側にあり，背臥位でも骨盤の左回旋がみられ，骨盤の回旋を修正すると創部右側の緊張が低下した．しかし，左創部に比べて右創部は硬さが残存し，右腹部は皮膚や筋膜の滑走不全が存在していた．この原因は，左卵巣術摘出による左深層部の癒着と，それによる右浅層部の筋・筋膜の過伸長が考えられた．

第Ⅴ章　骨盤底機能障害に対する評価

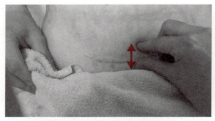
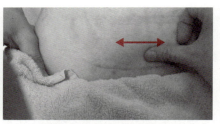

a. 術創部を母指と示指で挟んで上下に動かす

b. 術創部の周囲の皮膚に対して，圧迫や皮膚をスライドさせて硬さを評価する

図13　腹部の術創部の評価　▶動画07

　術創部の炎症状態や表在感覚を評価する．その後，術創部の可動性を評価する．aは術創部を挟むように把持し，上下に動かしている．bは術創部周囲の皮膚を水平方向に動かして可動性を評価している．皮膚は上下左右や斜めなど，さまざまな方向に抵抗なく動く状態が正常である．どの部分に抵抗を感じるか細かく評価を行う．可動性の低下している部分は，感覚鈍麻や異常感覚，チリチリした感覚を訴えることが多い

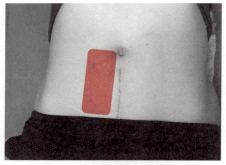
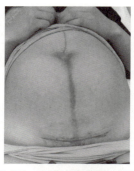

図14　左卵巣摘出術後の症例

　骨盤が左に回旋しており，術創部の右側で硬く皮膚の長軸方向および水平方向の動きが乏しくなっていた（色アミ部分）．さらに，右腹部は全体的に硬くなり，腹式呼吸時にも動きが乏しい状況であった．そこで腰部の左背面にタオルを挟み，骨盤の回旋を修正したが，以前として右創部周囲と腹部の硬さが残存した．症例は，卵巣周囲の癒着とそれに伴う，右浅層筋群の過伸張が考えられ，動作時に右腹部に疼痛を生じていたと考えられる

図15　帝王切開術後の症例

　正中線に対して右側で創部の硬さが強く，チリチリした感覚や感覚鈍麻があった．創部の硬さも右側において長軸上，または水平方向ともに動きが低下していた

　もう一つの症例は，2回目の帝王切開後の30代，女性で術創部にチリチリとした痛みがあり，下着や洋服があたると痛みや違和感がある（**図15**）．恥骨の2〜3cm上方部に横方向への術創部があり，正中線に対して右側で創部の硬さが強く，チリチリした感覚や感覚鈍麻があった．創部の硬さも右

114

側において長軸上，または水平方向ともに動きが低下していた．腹式呼吸を行うと，創部がある下腹部の動きはほとんど認められなかった．右創部の周囲は，圧迫しても指の沈み込みがほとんど認められず，疼痛を生じた．この下腹部にある浅層および深層の筋・筋膜の滑走不全が，より異常感覚や感覚鈍麻を引き起こしていたと考えられる．こうした皮膚周囲の異常感覚は，腹式呼吸による腹腔からのアプローチや表層からの徒手による筋・筋膜リリースにより，呼吸時の皮膚や腹部筋の滑走が改善すると，即時的に改善することが多い．

5）腹直筋離開の有無と程度の評価

　腹部の機能評価として，腹直筋離開の有無やその程度を確認することは重要である（**図16**）．腰痛・骨盤帯疼痛だけでなく，骨盤底機能障害にも関連する．ウロギネコロジー科を受診した症例の52％に腹直筋離開があり，そのうちの66％に尿失禁，骨盤臓器脱，便失禁などの骨盤底機能障害が認められたとの報告もある[33]．産後の女性に多くみられる症状と思われがちであるが，男性にも認められる．生活習慣病の傾向があり，腹囲が大きい男性に認められる．腹直筋は，恥骨結合を起始とし，剣状突起の前面および第5〜7肋骨の肋軟骨表面に付着する．腹直筋離開とは，この腹直筋間の白線が伸長している状態を指す．腹直筋離開を評価する際は，剣状突起下から恥骨上縁までの全長にわたって，離開の程度を確認し，最も離開している部分に指を入れ，何横指入るのかを確認する．この状態で腹直筋を収縮させるために，頭部の挙上を行ってもらう．その際，指が筋収縮によってはじかれるので，挿入した指が何横指残っているかを確認する．さらに，挿入している指で離開の深さや指先で触れる筋膜の緊張の程度を評価する．多くの症例は，臍下部で最も離開していることが多い．3横指以上の深さがある場合は，腹部を機能的に使えていない可能性があると判断する．機能的に使えている場合は，3横指以内で，指先に筋膜の緊張が感じられ，挿入した指が奥に入りにくい．

　さらに筆者は，腹直筋離開の評価の際に，腹直筋外側縁で腹斜筋群との筋・筋膜の圧痛の有無やその程度の変化を確認している．具体的には，背臥位時に，この部位の硬さと圧痛を確認したうえで頭部を挙上し，腹直筋の収縮を

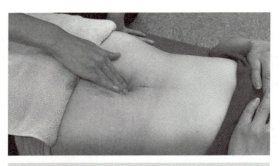

【評価の手順】
　安静背臥位にて剣状突起から恥骨上部までの腹直筋間の距離を確認し，剣状突起下部，臍下，恥骨上部の最も離開している部位を特定する．次に，頭を持ち上げてもらい，離開している部位がどのように変化するかを確認する．その際，腹直筋外側周囲を触診して圧痛の有無も評価し，圧痛があれば，その部位を触診したまま頭を持ち上げてもらい，疼痛がどのように変化するかも確認する

【評価のポイント】
　離開の幅の変化，離開している深部の張力（指が入らなくなるのか，軟らかいままなのか），骨盤底筋群の収縮を入れた後と頭部の挙上では離開している部位がどう変化するかや，最も離開している腹直筋の外側部分の圧痛の有無とその程度の変化を確認する

図16　腹直筋離開の評価方法と判断基準　　動　画 08

まゆみんのワンポイント講座

腹直筋離開と片足立ちの関係!?

　第２子出産後，腹直筋離開を有した恥骨痛をもつ症例に対して片足立ちを行ってもらった（図17）．その際，無意識下での右下肢片足立ちスクワットでは，体幹が大きく側屈してしまっている（図17a）．図17bは，腹部の離開部を左右より圧迫した片足立ちである．この時の右片脚立ちでは，体幹はアップライトに保たれ，安定して片足スクワット動作が実施できている．骨盤の筋群には，外腹斜筋・内腹斜筋と対側の内転筋群（大内転筋，短内転筋，長内転筋，恥骨筋，薄筋）があり，特に長内転筋は左右の寛骨を連結させる恥骨結合に付着部があるため，恥骨結合の安定性にも関与している．一側の長内転筋の過緊張と腹直筋離開が生じることで，腹部の支持性低下が存在する場合，恥骨結合に剪断応力を与え，恥骨痛を引き起こすことになる．図17cはコ

ンディショニング直後である．両手で腹直筋離開部を支えることなく安定した片足立ちができている．図 18 は水平断による腹部の機能解剖を示している[34]．腹部は，レベルによって筋膜の連結が異なっている．臍より上部においては，内腹斜筋の腱膜は腹直筋の外側縁で 2 つに分かれ，一つは外腹斜筋の腱膜と交わりながら腹直筋の前を走行する．もう一方は腹直筋の後ろを走り，内側縁に入って，対側の腹直筋の後ろを走り，腹横筋の腱膜へつながる．対側の内腹斜筋の腱膜も同様に腹直筋の後方を走り，対側の腹直筋の後方から腹横筋へとつながる．臍より下部においては，外腹斜筋，内腹斜筋，腹横筋すべての腱膜が腹直筋の前方を通り，白線を通り，対側の筋群へとつながる．したがって，腹横筋のみを評価するのではなく，形状として腹部がどのようになっているか評価することが重要である．また，腹直筋離開では腹部外側に疼痛を有する場合がある．これは腹直筋の外側縁と腹斜筋，腹横筋との筋膜の滑走不全が生じていることが考えられる．腹直筋離開の位置を修正して筋膜連結部を圧迫すると疼痛は消失することがある．このように腹直筋離開が生じている場合は，他の腹筋群との筋膜滑走不全の有無を確認する必要がある（図 19）．筋膜の滑走不全箇所をリリースすると，腹直筋離開の程度が即時的に狭まることは臨床上よく経験する．

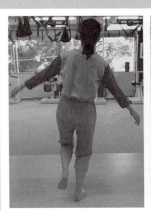 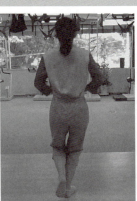 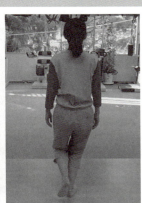

a. トレーニング前の片足立ち　b. 両手で腹部を圧迫した片足立ち　c. トレーニング後の片足立ち

図 17　腹直筋離開を有する恥骨痛症例の片足立ちスクワット　▶動画 09

a：両手を外転させバランスをとろうとする．スクワット時には体幹が左右に側屈してしまう
b：体幹は正中位を保持したままスクワットが可能である．この際，両手で腹直筋離開部を閉じるように左右から腹部を圧迫している
c：トレーニング後，両手で腹部を支持することなく安定したしクワットができている

第Ⅴ章　骨盤底機能障害に対する評価

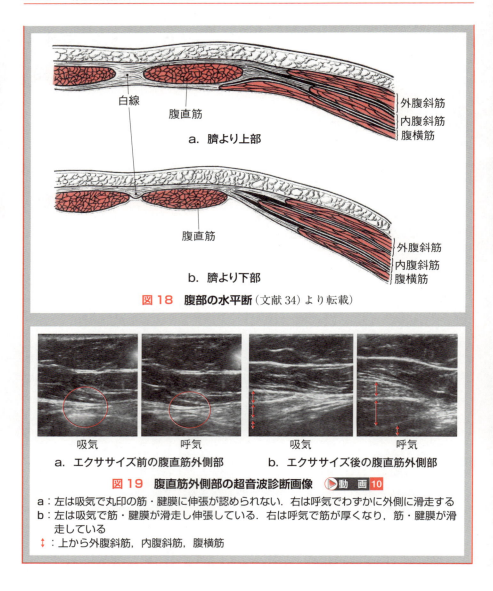

図18　腹部の水平断（文献34）より転載）

a．エクササイズ前の腹直筋外側部　　b．エクササイズ後の腹直筋外側部

図19　腹直筋外側部の超音波診断画像　　▶動画10

a：左は吸気で丸印の筋・腱膜に伸張が認められない．右は呼気でわずかに外側に滑走する
b：左は吸気で筋・腱膜が滑走し伸張している．右は呼気で筋が厚くなり，筋・腱膜が滑走している
↕：上から外腹斜筋，内腹斜筋，腹横筋

行う．それにより，背臥位時に存在した疼痛が憎悪するか否かを確認している．さらに骨盤底機能障害がある場合は，腹直筋の随意収縮により，その圧痛は憎悪することが多い．したがって，腹直筋離開の程度に加えて，周囲の筋膜の状況も併せて評価し，腹部が機能的であるかを総合的に判断すること

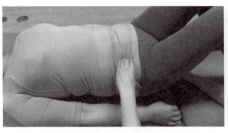 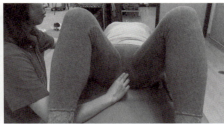

a. 腹横筋の触診　　　　　　　　b. 会陰腱中心の触診

図20　腹横筋の機能評価　▶動画11

腹横筋は，上前腸骨棘（ASIS）の内側下方2cmの部位を触診した状態で骨盤底筋群を収縮させると，触診できる（a）．適切に腹横筋が収縮できると，腹横筋を触診した手の下で，膜がピンと張るのを感じる．誤った収縮では，触診している手を押し返すような強い収縮がみられる．これは内腹斜筋の反応である．この時，同時に会陰腱中心を触診し（b），腹横筋収縮時にその動きを確認する．適切に収縮ができている場合は，会陰腱中心はあまり変化しないか，または頭側に挙上する．誤った収縮の場合は，会陰腱中心は尾側に下制する

が重要である．

6）腹横筋の機能評価

　腹横筋は，骨盤底筋群の共同筋であることは前述した．骨盤底機能障害を有す症例は，腹横筋機能も同時に低下している場合がある．したがって，腹部の機能評価として腹横筋の機能評価を行うことは重要である．腹横筋の機能評価は，一般的にも普及してきているが，誤った形で行われていることも少なくない．ここでは，筆者が実施している腹横筋の機能評価について紹介する（図20）．

　まずは下腹部を凹まし，骨盤を閉じるように指示して腹横筋の収縮を促し，その収縮ができているかを腹横筋に指をあてて確認する．その際，①胸郭下部が下制して下腹部が膨隆する，または臍の位置でしわの有無，②腹横筋にあてた指が押し返されるような筋収縮の有無，③会陰腱中心が下制の有無を確認する．例えば，「①胸郭下部が下制して下腹部が膨隆する，または臍の位置でしわ」がある場合は，外腹斜筋を優位に使用している時に出現する現象である．また，「②腹横筋にあてた指が押し返されるような筋収縮の有無」の確認は，最も誤解を生じさせる．その理由は，この押し返されるような収縮（感覚）は，腹横筋よりも表層の内腹斜筋の収縮を感じていることが多い

第Ⅴ章　骨盤底機能障害に対する評価

まゆみんのワンポイント講座

腹横筋の機能解剖と役割

　腹横筋は，厚く水平方向に向かう上部線維，薄く下内側へ向かう中部線維，最も薄く下内側へ向かう下部線維と各線維の方向が異なる[35]．また，この違いが各部位の役割の違いを示しており，上部線維は胸郭の安定化の役割を，中部線維は胸腰筋膜を介して腰椎の安定化の役割を，下部線維は骨盤の安定化の役割をもたらしている．さらに，腹横筋全体での活動は腹腔内圧の上昇に関与しているといわれている[36]．この3つの線維の中でも，腹横筋の中部線維は胸腰筋膜の外側縫線を介して腰椎へ付着する．なお，胸腰筋膜は前層，中間層，後層の3層構造をなし，後層の浅層は広背筋，大殿筋，僧帽筋下部線維が付着しており，一方で深層では骨盤より上部で胸腰筋膜の中間層と交じり，骨盤上で多裂筋を覆い，仙結節靱帯と交じり合う．このように胸腰筋膜は，体幹と下肢をつなぎ，力の伝達にも重要な役割を担っていることが理解できる．腹横筋の機能低下がある場合，選択的に腹横筋を収縮することが困難な人を経験する．このような場合，先の解剖学的な構造を考慮して，胸腰筋膜の筋緊張を高めてから腹横筋の収縮を促すとよいと考える．

　この腹横筋は，適切な姿勢を保持するため必要な筋であり，そのため持久性が必要である．そこで，腹横筋の持久力の評価について述べる．先に述べた方法で，腹横筋に随意的な収縮を入れ，その状態で呼吸を継続するように指示する．機能低下がある場合は，呼気で腹横筋に収縮を入れることはできても，次の吸気で腹横筋の収縮が抜けてしまうことが多い．腹横筋の収縮を入れたまま，呼吸を止めず何秒保持できるかを評価する．

からである．決して，手を押し返すほどの収縮（感覚）を感じない程度が，腹横筋優位に収縮が入っており，注意して評価する必要がある．ちなみに，筆者は腹横筋の収縮と同時に骨盤底部の評価も行い，機能的な収縮が行えているか否かを判断している．さらに，「③会陰腱中心の下制の有無」については，腹横筋の収縮評価時に会陰腱中心に手をあて確認する．超音波画像診断装置がある場合は，腹横筋の収縮時において膀胱の後方下部が下方に下がるか否かを確認する．適切に腹横筋の収縮ができている場合は，膀胱の後方下部の下がりがみられず，そのため会陰腱中心も下方へ下がっていない．な

お，その理由は，超音波画像診断装置を用いた評価では膀胱の後方下部に骨盤底筋群があるため，そのように判断している．

5. 骨盤底機能障害における重要な部位の機能評価

　骨盤底機能障害においては，骨盤底筋群が深く関わっているということは，今までも再三述べてきた．その骨盤底筋群の機能については，多くの役割があり，身体の中で最も忙しい場所であるといえる．ここでは，それだけ重要な役割をもつ骨盤底筋群の機能評価について，具体的な方法を解説する．

1）骨盤底筋群の随意収縮に必要なキューイングとイメージ

　骨盤底筋群の機能評価として重要なのは，随意的な収縮ができるか否かである．そこで機能評価の前に，効果的な随意収縮を行うためのキューイングという方法を述べる（図21）．キューイングとは，動作を行うきっかけをつくる声かけである．どのようなキューイングを行うと，骨盤底筋群の随意収縮が最も入るのかを見つけて記録するとよい．また，キューイングする時にはエクササイズなども含め，すべて統一したキューイングで行うと最も効率的な随意収縮が可能である．このキューイングに関しては，男女では解剖学的な構造が異なるため，イメージしやすいものが違ってくる．表13に，男女別のキューイングの例をあげる．

　近年，男性のキューイングに関する研究が行われ，肛門を締めるキューイングよりも陰茎を持ち上げるキューイングのほうが，骨盤底筋群が有位に収縮していたとの報告がある[37]．臨床上，骨盤底機能障害がある場合，その部位を意識したキューイングを行うべきである．例えば，下部尿路における機能改善のエクササイズ指導では，前方の筋膜連結に問題がある場合が多いので，可能な限り前方部を意識させたキューイングを入れる．特に男性に対するキューイングでは，尿を止めるように指示をすると，多くは会陰腱中心が下制してしまうことも多い．そのため，男性の場合では陰茎を持ち上げるように指示を出している．一方，女性に対しては腟を引き上げる，または会陰腱中心と恥骨上縁を触診して，その部分を恥骨方向に引き上げるように指

第Ⅴ章　骨盤底機能障害に対する評価

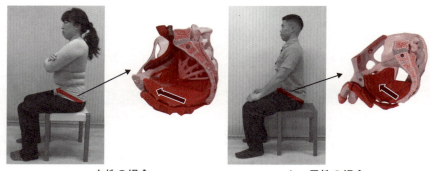

a. 女性の場合　　　　　　　b. 男性の場合
図21　骨盤底筋群の収縮イメージ

表13　男女別におけるキューイング例

女性の場合	男性の場合
・尿を止める ・腟を引き上げる ・尿道と腟を閉じて引き上げる ・尾骨を恥骨の方向に近づける ・陰核をうなずかせる ・腟を恥骨の方向に引き上げる ・肛門を締める	・尿を止める ・陰茎を持ち上げる ・亀の首をすくめるように，もしくは縮めるようにする ・陰嚢を体の中に引きこむようにする ・肛門を締める ・尾骨を恥骨の方向に近づける

導する．このキューイングとイメージを用いて，骨盤底筋群機能障害の評価を行うとよい．

2）骨盤底筋群をみる前に行う会陰部の評価（視診と触診）

骨盤底機能障害をみるうえでは，会陰部の評価が，まずは重要である．会陰部を直接視診できる状況であれば，そこから得られる情報は，とても役立つため行うべきである．例えば，分娩歴のある症例では会陰切開の創部痕が，どこにあるか視診ですぐに同定できる．また，会陰切開および会陰裂傷後は縫合した部位が，瘢痕によって可動性低下や発痛点となることもある．そのため，会陰部の可動性については必ず確認する．図22の模式図を用いて，どの部位に硬さや疼痛があるかを記載するとよい．

さらに，坐骨から恥骨結合にかけての皮膚，または尿生殖三角に位置する

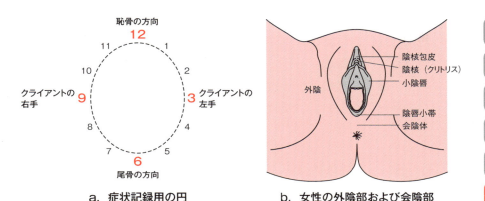

図 22　骨盤底筋群の評価の模式図

症状記録用の円には，時計と同じように数字が記載されている．症状記録用の円を用いて，外陰・会陰部の何時方向に創部があり，裂傷があるかを評価する

筋群を触診し，筋の弾性，圧痛の有無を確認する．腟口周囲の会陰切開部に対しては，創および創周囲の硬さを評価する．その際，骨盤底筋群に随意収縮を促してもらい，どの部分に動きが認められるか，動きがないのはどの部分かを確認する．正常であれば，骨盤底筋群の収縮時において尿生殖三角では陰核が動き，また会陰腱中心が頭側に挙上するのが確認できる．なお，肛門三角では肛門がウィンクするように収縮するのが確認できる．

3）骨盤底筋群における筋の機能評価

骨盤底筋群の筋機能は，一般的には PERFECT スキーム〔P：最大筋力（power），E：収縮持続時間（endurance），R：反復回数（repetitions），F：瞬発的な最大収縮の回数（number of fast contractions），E：挙上（elevation），C：共同収縮（co-contraction），T：タイミングと協調（timing）〕により評価される[38]．最大筋力は，modified Oxford Grading Scale（mOGS）を用いる（**表14**）．mOGS は 6 段階のグレードに分けられ，さらに収縮が 2 つのグレードの間であると考えられる場合には「＋」と「－」を付け加えて評価を行う．この場合は 15 段階で評価が行われることになる．収縮持続時間は，筋力評価で行った最大随意収縮を 10 秒間のうちにどのくらい維持できるかどうかで評価する．この時，最大随意収縮の 50％以上下がってしまうまでの時間を

第Ⅴ章　骨盤底機能障害に対する評価

表14 **modified Oxford Grading Scale（mOGS）**（文献38）より転載）

グレード	意　味
0	収縮なし
1	検査指に筋肉の拍動や震えを感じる
2	挙上や締まる感覚のない弱い収縮
3	中等度の収縮で，後壁の挙上と指を締める感覚を感じる
4	良好な収縮で，抵抗に対する後壁の挙上がある
5	強い抵抗に対して強度な収縮を感じる

評価する．また，反復回数は最大収縮持続時間を何回繰り返して行うことができるか，さらに瞬発的な収縮（1秒に1回でコントロールされたもの）を何回行うことができるかを評価する．挙上は，最大随意収縮中の腟後壁の挙上の有無を，共同収縮は最大随意収縮中の下腹部との共同収縮の有無を，タイミングと協調は咳に同期した骨盤底筋群の収縮の有無を評価する．この評価は，欧米では経腟触診により実践されているが，わが国では医師の指示のもとで行う必要があり，このような評価を行っている施設はまだ少ない．しかし，会陰腱中心を触診することや腟内導入型電極を用いた筋電図装置，超音波画像診断装置を用いて，骨盤底筋群のおおまかな最大筋力（P）および収縮持続時間（E），反復回数（R），瞬発的な最大収縮の回数（F），挙上（E），共同収縮（C），タイミングと協調（T）の筋機能評価を行うことはできる．

骨盤底筋群における触診方法については，経腟触診でなければ，筋力ではmOGSでグレード3以上の詳細な評価は困難である．また，非常に弱い場合もその判定が困難であるが，視診や触診または超音波画像診断装置による評価においては，会陰腱中心の挙上が認められる場合で，筋力はグレード3以上あると判断している．以下に，骨盤底筋群の各部位ごとにおける触診および機能評価の詳細を述べる．なお，筆者の臨床手順に沿った順に記載する．

a. 会陰腱中心の評価

会陰腱中心には，第1層および第3層にかけて多くの骨盤底筋群の筋線維が走行してる．したがって，この会陰腱中心を評価することで，安静時における筋緊張や，適切な随意収縮が行われているか否かを確認できる（**図23**）．具体的には，腰椎および骨盤を中間位にし，背臥位または側臥位をとる．衣

5 骨盤底機能障害における重要な部位の機能評価

まゆみんのワンポイント講座

骨盤底機能障害の会陰腱中心はどうなっているの？

　尿失禁などの骨盤底筋群の機能不全がある場合は，両坐骨結節を結んだ直線上（以下，ライン上）またはそれよりも下方に会陰腱中心が位置する．例えば，妊娠後期ではライン上に位置することが多い．産後も1カ月健診時では，まだ会陰腱中心はライン上の付近にあることが多く，2カ月で元に回復する場合もあるが，尿失禁や運動器症状が継続している症例では，十分に骨盤底筋群が機能しておらず，また筋緊張も低く，会陰腱中心の位置も下がっている．

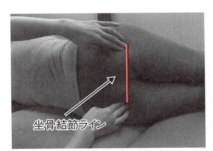
a. 坐骨結節の確認

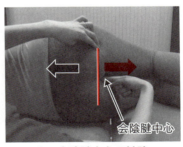
b. 会陰腱中心の触診

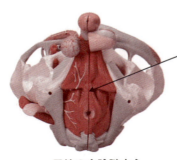
c. 男性の会陰腱中心

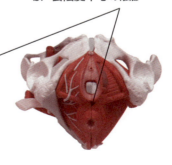
d. 女性の会陰腱中心

図23　会陰腱中心の触診と評価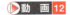

125

服の上からの評価の場合は，症例に肛門の場所を示してもらい，その前に位置する会陰腱中心を触診する．もしくは，両側坐骨の中心部に手をあてて会陰腱中心の位置を推測してもよい．その際，両坐骨結節を結んだ直線に対して，会陰腱中心が頭側にあるか，または尾側にあるかを確認し，1〜2cm頭側にあれば正常な筋緊張の状態であるといえる．

b. 呼吸時における腹部と骨盤底筋群（会陰腱中心）の評価

骨盤底筋群はインナーユニットの一つであり，呼吸様式により動きの振幅が異なる．そこで，まず症例の行っている呼吸様式を確認したうえで，骨盤底筋群（会陰腱中心）を触診する．その後，腹式呼吸時における腹部と骨盤底筋群（会陰腱中心）の動きを評価する．腹式呼吸時の吸気では横隔膜が下がり，腹部は膨らみ，骨盤底筋群（会陰腱中心）が下制する（図24）．一方で，胸式呼吸時の吸気では運動方向は腹式呼吸と同様になるが，すべての動きの範囲が腹式呼吸の時よりも小さくなる．例えば，骨盤帯疼痛や過活動膀胱などがある症例では，胸式呼吸を行っていることが多く，腹式呼吸を行うことが困難，もしくは腹式呼吸の吸気時に骨盤底筋群（会陰腱中心）が尾側に下がらないことがある．また，尾骨痛や仙腸関節痛などの尾骨筋や肛門挙筋に

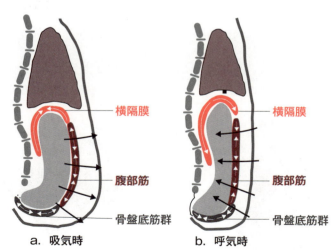

図24 呼吸時における腹部と骨盤底筋群（会陰腱中心）の評価
a：吸気時には横隔膜は下がり，腹部は膨らみ，骨盤底筋群（会陰腱中心）は下制する
b：呼気時には横隔膜は上昇し，腹部は凹み，骨盤底筋群（会陰腱中心）は挙上する

過緊張がある場合にも，腹式呼吸の吸気時で骨盤底筋群（会陰腱中心）が尾側に下がらないこともある．

c．随意収縮時における骨盤底筋群の評価

骨盤底筋群が機能的に使えている場合，骨盤底筋群に随意収縮を入れると，会陰腱中心は頭側に挙上する．例えば，会陰腱中心の視診の際に，表層の尿生殖三角における筋群が収縮し，その後，頭側に挙上していくのがわかる．一方，尿失禁や骨盤臓器脱の症例では骨盤底筋群の随意収縮の時に，会陰腱中心は頭側に挙上せず，尾側に押し出す動きが認められる．腰痛などの運動器症例であっても，外腹斜筋が骨盤底筋群よりも先行して収縮してしまうため，会陰腱中心は尾側への押し出しが強く生じる．

d．尾骨の評価

骨盤底筋群のうち，恥骨尾骨筋，腸骨尾骨筋，尾骨筋は尾骨に筋停止している．したがって，骨盤底筋群の随意収縮を行う際に，体表から尾骨の屈曲を確認することで，骨盤底筋群が適切に収縮できているかを評価することができる．尾骨の触診をする際は，仙骨隆起から手を下方に滑らせ，尾骨の先端を触診する．尾骨は骨盤底筋群の筋緊張が高い場合や，過去に尻もちをついて骨折の既往がある場合などで過屈曲が生じていると，尾骨の先端を触診できないこともある．可能なかぎり触診できる先端部分まで触診し，呼気に合わせて骨盤底筋群の収縮を促す．この時，正しく収縮ができると，触診し

まゆみんのワンポイント講座

腟から変な音がするのは，なぜ!?

筆者は骨盤底筋エクササイズを指導した際に，患者より力を抜くと，腟から「ばふっ」と音がすると訴えられたことを経験した．これは，尿生殖三角にある筋群の収縮よりも骨盤隔膜の収縮が早い場合に，腟内部が陰圧になるため，腟口部は開口したまま肛門挙筋の収縮を行うことで空気を吸いこんでしまい，骨盤底筋群を弛緩させた際に，圧が平常化して音がなると考えられる．そこで，腟口を閉じてから挙上させることをイメージして骨盤底筋群を収縮してもらうと，腟口からの音はなくなった．したがって，筆者の推測は正しかったのではと考えている．

ている手で感じている圧が減り，尾骨が前方に向かって離れていく（前方に屈曲していく）のを感じることができる．逆に骨盤底筋群が弛緩すると，再び尾骨は元の位置に戻る．さらに会陰腱中心を下制させるように怒責（いきむ）すると，尾骨が後方に伸展して，尾骨を触診している手を強く押してくるのが感じられる．尾骨を評価する際は，背臥位では評価しにくいので，側臥位，腹臥位，座位，立位で行うとよい（図25）．

e．肛門挙筋の評価

肛門挙筋の評価は，まず背臥位または側臥位で坐骨結節を触診し，その坐

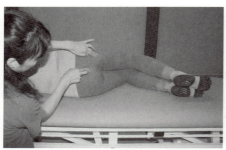
a．側臥位における尾骨の評価

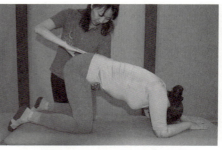
b．肘をついた四つ這い位における尾骨の評価

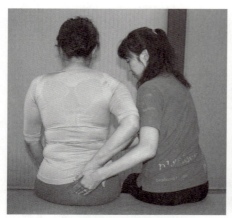
c．自身よる尾骨の評価（座位）

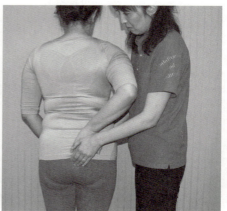
d．自身よる尾骨の評価（立位）

図25 尾骨の動きを用いた骨盤底筋群の評価
各肢位における尾骨の評価を示す．特にcとdの重力下による姿勢では，会陰腱中心ではなく，尾骨の触診で骨盤底筋群を評価するとよい

骨結節の内側部を頭側に向かって手を押し込んでいく（図26）．そして，最上部で緊張を感じる部位まで手を入れる．その手をおいたまま，骨盤底筋群の収縮を指示すると，最上部に触れている手で肛門挙筋の緊張が高くなるのを感じる．この評価は，骨盤帯疼痛や骨盤回旋がある場合など，肛門挙筋の筋機能に左右差が考えられる際には，必ず評価する必要がある．なぜならば，肛門挙筋が誤った収縮を行っている場合には，尾側にいきむように肛門挙筋が下がってくる．この時，腹部をみると，下腹部は適切な収縮ができていればへこむが，逆に誤っていれば下腹部は膨隆する．また，肋骨下部は外腹斜筋の過剰収縮により引き締められ，下腹部を突き出す現象が認められる．このようにして，肛門挙筋は尾側に下がってくる．なお，ここまでは会陰腱中心や肛門挙筋の触診による評価をあげたが，両評価とも部分的に骨盤底筋群

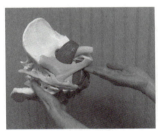
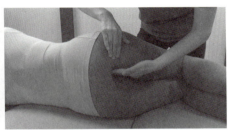

a．上方の肛門挙筋の評価

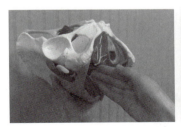
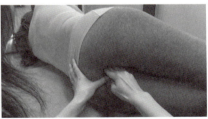

b．下方の肛門挙筋の評価

【触診の方法】
　坐骨結節と尾骨を触診し，坐骨結節の内側に床と平行にして手を入れていく

【評価のポイント】
　安静時の筋緊張（圧痛の有無，左右差），呼吸時の運動範囲，骨盤底筋群の随意収縮・弛緩・怒責，筋力，持久力（遅筋および速筋の筋機能），腹横筋の収縮，腹圧上昇課題時の位置変化を確認する

図26　肛門挙筋の触診と評価

まゆみんのワンポイント講座

武道などで学ぶ呼吸法は骨盤底筋群にどう影響するか？

図27は，骨盤底筋群の適切な随意収縮時と，誤った随意収縮時の骨盤底筋群と腹部の反応を説明している．適切な骨盤底筋群の随意収縮時には，骨盤底筋群は頭側に挙上し，下腹壁はへこむ．誤った骨盤底筋群の随意収縮では下腹壁は膨らみ，骨盤底筋群は下制する．この誤った骨盤底筋群の随意収縮は，尿失禁や骨盤臓器脱の症例においてよく認められる．筆者の経験では，太極拳などの武道を行っている人やトランペットなどの吹奏楽を経験している人は，呼気で腹部を膨らませる逆腹式呼吸を習っていることが多い．腰痛や産後にこの呼吸法を継続してしまうと，かえって症状を増悪させてしまうので，問診の際に武道や吹奏楽と記載があった場合は，注意する必要がある．

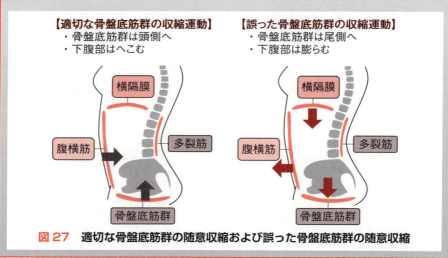

図27 適切な骨盤底筋群の随意収縮および誤った骨盤底筋群の随意収縮

の動きを評価するだけでなく，腹部の動きの変化も合わせて評価するすることが重要であると考える．

f．内閉鎖筋（肛門挙筋の起始部）の評価

肛門挙筋の一つである腸骨尾骨筋の起始は，内閉鎖筋の筋膜が肥厚した肛門挙筋腱弓にある．骨盤底筋群に機能不全がある場合，連結する内閉鎖筋に

過緊張や圧痛が生じることもあり，股関節運動も低下していることが多い．また，内閉鎖筋の過緊張は尾骨周囲に関連痛を生じさせることもあるため，尾骨周囲に疼痛がある場合は必ず評価する必要がある．図28は，側臥位で下側の下肢の内閉鎖筋を触診している．坐骨結節の内側部に手を滑らせて，最上部まで到達した地点で，肘を上方に上げることにより指腹で閉鎖孔内側にある内閉鎖筋を触診することができる．またこの時，下側の下肢を外旋させるよう指示すると，触診している手で内閉鎖筋が膨隆するのを確認できる．

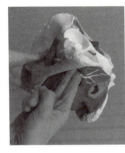 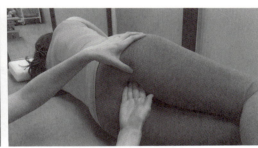

a. 上方の内閉鎖筋の評価

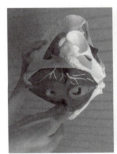 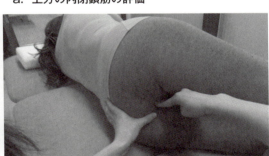

b. 下方の内閉鎖筋の評価

【触診の方法】
　坐骨結節と尾骨を触診し，坐骨結節の内側に床と平行にして手を入れていく．上方の内閉鎖筋を触診する場合，肘を下げてやや斜め上方の内閉鎖筋を触診する．評価を行っている上側の下肢を外旋させると，触診している指に内閉鎖筋が膨隆するのを感じることができる．下方の場合，肘を上方に上げることで，斜め下方の内閉鎖筋を触診できる

【評価のポイント】
　安静時の筋緊張（圧痛の有無，左右差），触診時の疼痛を確認する

図28　内閉鎖筋の触診と評価　　動画 14

ちなみに，産後の症例において肛門挙筋の収縮に弱化がある場合，内閉鎖筋の反応が低下していることもある．

g. 尾骨筋の評価

尾骨筋は，両側の坐骨棘から尾骨外側に向かって付着する筋である．この筋は，骨盤底筋群の中でも後方に位置しており，例えば一側または両側の尾骨筋に過緊張が生じている場合は，仙骨の起き上りを引き起こしてしまうので，骨盤帯疼痛や腰痛に関連することもある．尾骨筋を触診する際は，腹臥位をとり，尾骨と坐骨結節の中間で仙結節靱帯の下に手を入れていく（図29）．なお，骨盤底部に存在する骨盤隔膜の筋群のうち，体表より個別に評価できるのは，この筋のみである．

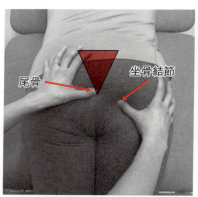

【触診の方法】
坐骨結節と尾骨を触診し，その間にある仙結節靱帯の下方で尾骨筋を触診する

【評価のポイント】
安静時の筋緊張（圧痛の有無，左右差），呼吸時の運動範囲（吸気で下がり，呼気で上がる），骨盤底筋群の随意収縮・弛緩・怒責を確認する

a. 坐骨結節と尾骨の確認

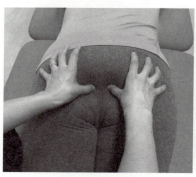

b. 両側の尾骨筋の触診

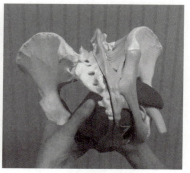

c. 尾骨筋の位置

図29　尾骨筋の触診と評価

4）超音波画像診断装置を用いた骨盤底筋群の機能評価

骨盤底筋群に対して超音波画像診断装置を用いた評価は，非侵襲的であり視覚的に骨盤底筋群の収縮を確認できるため，臨床で多く用いられている．セラピストが用いることができる評価方法としては3種類があり，経腹評価として，長軸法および短軸法または経会陰法がある．いずれも3.5 MHzのコンベックスのプローブを用いる．なお，経腹評価では症例には評価の1時間前に500 mLの水を飲んでもらい，膀胱内に尿が十分に充満するようにする．

経腹評価の短軸法（水平断）では，恥骨に対して60°の角度になるように恥骨上から超音波プローブをあてる．この評価法は，骨盤底の活動の対称性を確認でき，また両側の反応を同時に評価できる．しかし，骨のランドマークがないので，動きの方向が不明瞭である．**図30a**は短軸法によるプローブの位置を示している．**図30b**は安静呼気時の膀胱と骨盤底筋群の随意収縮時の膀胱の形状変化を示している．**図30c**は，誤った骨盤底筋群の随意収縮時における膀胱の下制を示している．

経腹評価の長軸法（矢状断）では，恥骨結合の上部で正中方向にプローブをあて，膀胱と膀胱頸部を描出する（**図31a**）．**図31b**は安静呼気時の骨盤底である．**図31c**は骨盤底筋群の随意収縮時の骨盤底部であり，尾側方向から頭側に向かって膀胱の後下方が挙上しているのがわかる．**図31d**は誤った骨盤底筋群の収縮により，腹圧が膀胱に加わり，尾側に下制しているのがわかる．

経会陰法は，最も多くの情報を得られる評価法であるため，近年用いられるようになってきた．恥骨結合も描写でき，運動方向も容易にわかる．また，膀胱および膀胱頸部も明確にわかり，後方の直腸肛門角も明らかにすることができる．さらに，適切な骨盤底筋群の随意収縮により，頭腹側に向かって肛門直腸角が挙上するのもわかる（**図32**）．例えば，いきみをした場合は骨指標である恥骨結合よりも下方に膀胱が下がり，膀胱頸部が開いてしまうので骨盤底筋群が機能的でないと確認できる．この評価では，前方の膀胱尿道部から後方部まで広い範囲で，骨盤内臓器とその支持機能を評価できる利点がある．しかし，会陰に直接プローブをあてなければならないため，十分なプライベート環境とスタッフの配置（検者と第三者の立ち合い）が必要である．

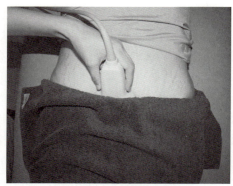

a. プローブの位置

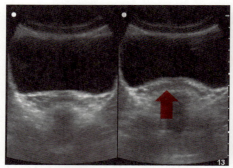

安静呼気時　　　随意収縮時
b. 適切な骨盤底筋群の随意収縮

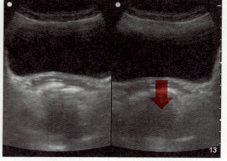

安静呼気時　　　随意収縮時
c. 誤った骨盤底筋群の随意収縮

図30　短軸法による骨盤底筋群の機能評価
a：プローブを恥骨に対して約60°の角度であてる
b：適切な骨盤底筋群の収縮では，頭側に向かって膀胱の後下方が挙上する
c：誤った骨盤底筋群の収縮では，尾側に向かって下制する

5）腹圧上昇課題時における腹部および骨盤底部の評価

　咳やくしゃみなど，腹圧が上昇することで尿失禁が生じる場合は，必ずこの動作時の腹部と骨盤底部の評価を行う．評価の方法は，ベッド上で背臥位をとり，膝関節伸展で片足をベッドから挙上させる（**図33a**）．骨盤底機能障害を有する場合は，下肢の挙上時に腹部の膨隆や腰椎の過伸展，骨盤の回旋が認められる．その際，①骨盤を上前腸骨棘より下方で両側から圧迫する（腹横筋の機能と前方部の腹部筋膜の支持を模倣），②恥骨結合レベルで圧迫す

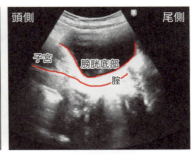

a. プローブの位置　　　　b. 安静呼気時

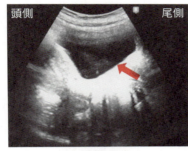
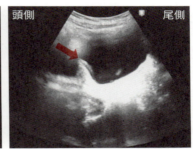

c. 随意収縮時　　　　d. 誤った骨盤底筋群の随意収縮

図31　長軸法による骨盤底筋群の機能評価

a：恥骨上でプローブを長軸方向にあてる
b：長軸法では，膀胱下部に腟があり，左に子宮がある
c：随意収縮により，尾側下方から頭側に向かって膀胱が挙上する
d：誤った骨盤底筋群の随意収縮では，頭側より腹圧がかかり，膀胱がやや右下方に下制する

る（骨盤底前方部と骨盤内筋膜を模倣），③上後腸骨棘レベルで圧迫する（多裂筋と胸腰筋膜の支持を模倣），④腹直筋の支持をサポートするように腹部を正中で寄せる（腹部前面筋と白線をサポート）ことで，下肢挙上時における腹部および骨盤底部の変化が評価できる[42]．この4つの評価のうち，徴候が最も変化したのはどれかを確認する．①の場合は腹横筋の機能不全が，②の場合は骨盤底筋群の機能不全が，③の場合は多裂筋の機能不全が，④の場合は腹部前面筋の機能不全が考えられる．なお，同時に会陰の視診ができる場合は，骨盤底筋群の先行した収縮が認められず，会陰腱中心が下方へ大きく下制するのが確認できる．

第Ⅴ章　骨盤底機能障害に対する評価

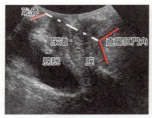
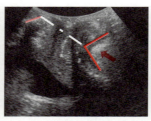
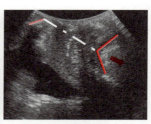

a. 安静呼気時　　　　　　b. 随意収縮時　　　　　c. 誤った骨盤底筋群の随意
　　　　　　　　　　　　　　　　　　　　　　　　　　収縮時

図32　経会陰法による骨盤底筋群の機能評価

経会陰法では，恥骨，膀胱，腟，直腸肛門角が確認できる．恥骨を指標として，直腸肛門角がどの程度挙上したのか，下制したのかが明確にわかる

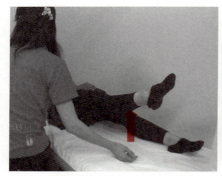
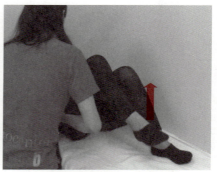

a. 膝関節伸展位での下肢の挙上　　　b. 膝関節屈曲位での下肢の挙上

図33　腹圧上昇課題時における腹部と骨盤底部の評価

膝関節曲位での下肢挙上は，膝関関節伸展位よりも低負荷の評価となる．この際，会陰腱中心の下制の有無，腹部の膨隆の有無を確認する．同時に超音波画像診断装置を用いて評価することも有効である

　骨盤底筋群の機能低下が顕著で，産後1カ月未満や妊娠中の場合，最も低負荷なテストとして，筆者は膝立て背臥位をとり，片方の下肢を挙上させる評価を実施している（**図33b**）．また，骨盤底部の評価を合わせて行う場合は，超音波画像診断装置を用いた経腹評価を行い，骨盤底部の下制の有無と程度を確認している．**図34**は産後1カ月で尿失禁を訴えて来所した症例の自動

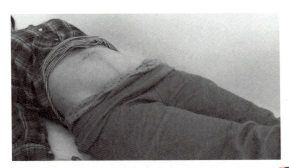

図 34　産後 1 カ月の尿失禁症例の自動下肢伸展挙上テスト ▶動　画 16
　自動下肢伸展挙上テストでは，腹部は大きく外側に膨隆してくる．腹部が外側に膨隆すると，骨盤底部は下方に下制していることが考えられる

下肢挙上テストである．下肢の挙上により腹部が著しく膨隆してくるのがわかる．

6）股関節周囲筋の筋および皮膚の緊張に対する評価

　骨盤底筋群は，股関節の外旋筋である内閉鎖筋と筋膜連結をしている．そのため腰痛や尿失禁で骨盤底筋群の随意収縮が困難な症例では，股関節機能にも問題があることが多いので，必ず評価を行う必要がある．特に骨盤が回旋している時は，相対的に股関節が内旋または外旋している．骨盤の回旋が確認できた場合，骨盤底筋群の随意収縮を促す．これにより骨盤回旋が中間位に修正されるということは，すなわち骨盤底筋群の機能不全で骨盤回旋が生じていたことを示し，股関節からの影響は少ないと考えられる．逆に，骨盤底筋群に対して随意収縮を行っても骨盤回旋が修正されない場合は，股関節からの影響が考えられ，その可動域や周囲筋の緊張を評価する必要がある．例えば，股関節外転・外旋筋の緊張が高い人は股関節を屈曲した際に最終可動域で大腿骨が外旋し，股関節内転・内旋筋の緊張が高い人は大腿骨が内旋していくのがみられる．また併せて，背臥位で大腿部を評価すると，股関節外転・外旋筋群に過緊張がある場合は，皮膚を内側に滑らせた際に抵抗を感じる（図 35）．逆に，股関節内転・内旋筋群に過緊張がある場合は，皮膚を外側に滑らせた際に抵抗を感じる．したがって，排泄に関する症状がある場合は股関節にも問題が生じていることが多いので，その可動域および筋緊張

第Ⅴ章　骨盤底機能障害に対する評価

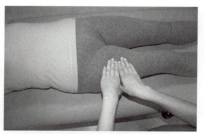

a. 大腿部の皮膚の評価

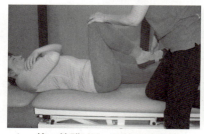

b. 筋・筋膜リリース前の股関節の
　屈曲可動域

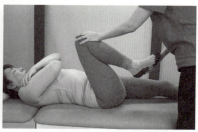

c. 筋・筋膜リリース後の股関節の
　屈曲可動域

図35　股関節周囲の皮膚の緊張評価

　股関節周囲筋の緊張は皮膚にも影響が表れる．大腿筋膜張筋の過緊張により股関節の屈曲可動域の低下が認められた場合，大腿部前面の皮膚を内外側に滑走させると，外側方向への動きに抵抗が認めれる．筋・筋膜リリース後は関節可動域が改善し，皮膚の滑走も改善する

や皮膚の硬さを評価することは重要である．ちなみに，股関節周囲筋の筋緊張に対するアプローチ後に骨盤底筋群の随意収縮を確認すると，収縮力が向上するだけでなく，収縮感覚も向上することを経験する．

まゆみんのワンポイント講座

産後の身体機能とうつの深い関係

　筆者は，産婦人科の健診にて運動指導を行っているが，産褥期にも尿失禁や便失禁，骨盤臓器脱の症状を呈す症例によく遭遇する．特に便失禁の症状もある場合は，現在健診で必ず行われている「エジンバラ産後うつ病質問票（英国で開発された産後うつ病の評価票）を用いるとよい（**表15**）[43, 44]．10個の質問で合計点数30点中9点以上で産後うつ病の可能性が高いとされている．母親の自殺や子どもへの虐待を防ぐために，2週間健診や1カ月健診時に評価を行い，9点以上の場合は地域の保健センターへ連絡を入れることになっている．産後うつは心理的な問題のみでなく，身体機能の問題も大きく関係していると筆者は考える．そのため妊娠期や産褥期にトラブルを生じた場合は，早期に機能障害にアプローチすることで，産後うつに関しても予防や改善ができる可能性を秘めている．

表15　エジンバラ産後うつ病質問票（文献43, 44）より転載）

氏名＿＿＿＿＿＿＿＿＿　実施日　　年　　月　　日（産後　　日目）

　産後の気分についておたずねします．あなたも赤ちゃんもお元気ですか．最近のあなたの気分をチェックしてみましょう．今日だけでなく，過去7日間にあなたが感じたことに最も近い答えに○をつけてください．必ず10項目全部答えてください

1. 笑うことができたし，物事のおもしろい面もわかった
    （　）いつもと同様にできた
    （　）あまりできなかった
    （　）明らかにできなかった
    （　）まったくできなかった
2. 物事を楽しみにして待った
    （　）いつもと同様にできた
    （　）あまりできなかった
    （　）明らかにできなかった
    （　）ほとんどできなかった
3. 物事が悪くいった時，自分を不必要に責めた
    （　）はい，たいていそうだった
    （　）はい，ときどきそうだった
    （　）いいえ，あまりたびたびではなかった
    （　）いいえ，まったくなかった
4. はっきりした理由もないのに不安になったり，心配したりした
    （　）いいえ，そうではなかった
    （　）ほとんどそうではなかった
    （　）はい，ときどきあった
    （　）はい，しょっちゅうあった

（つづく）

第Ⅴ章 骨盤底機能障害に対する評価

表 15 エジンバラ産後うつ病質問票（つづき）

5. はっきりした理由もないのに恐怖に襲われた
  （　）はい，しょっちゅうあった
  （　）はい，ときどきあった
  （　）いいえ，めったになかった
  （　）いいえ，まったくなかった
6. することがたくさんあって大変だった
  （　）はい，たいてい対処できなかった
  （　）はい，いつものようにうまく対処できなかった
  （　）いいえ，たいていうまく対処した
  （　）いいえ，普段どおりに対処した
7. 不幸せなので，眠りにくかった
  （　）はい，ほとんどいつもそうだった
  （　）はい，ときどきそうだった
  （　）いいえ，あまりたびたびではなかった
  （　）いいえ，まったくなかった
8. 悲しくなったり，惨めになったりした
  （　）はい，たいていそうだった
  （　）はい，かなりしばしばそうであった
  （　）いいえ，あまりたびたびではなかった
  （　）いいえ，まったくそうではなかった
9. 不幸せなので，泣けてきた
  （　）はい，たいていそうだった
  （　）はい，かなりしばしばそうだった
  （　）ほんのときどきあった
  （　）いいえ，まったくそうではなかった
10. 自分自身を傷つけるという考えが浮かんできた
  （　）はい，かなりしばしばそうだった
  （　）ときどきそうだった
  （　）めったになかった
  （　）まったくなかった

文 献

1) Dietz H, et al : Levator trauma after vaginal delivery. *Obstet Gynecol* **106** : 707–712, 2005
2) Krofta L, et al : Pubococcygeus-puborectalis trauma after forceps delivery : evaluation of the levator ani muscle with 3D/4D ultrasound. *Int Urogynecol J Pelvic Floor Dysfunct* **20** : 1175–1181, 2009
3) 日本排尿機能学会 女性下部尿路症状診療ガイドライン作成委員会（編）：女性下部尿路症状診療ガイドライン．リッチヒルメディカル，2013
4) 日本排尿機能学会（編）：男性下部尿路症状・前立腺肥大症診療ガイドライン．リッチヒルメディカル，2017
5) 後藤百万，他：尿失禁症状・QOL 質問票：スコア化 ICIQ-SF（International Consultation on Incontinence-Questionnaire：Short Form）．日神因膀会誌 **12** : 227–231, 2001
6) 本間之夫，他：尿失禁 QOL 質問票日本語版の妥当性の検討．日排尿機能会誌 **13** :

247-257, 2001
7) Yoshida M, et al : Reliability and validity of Japanese version of the pelvic floor distress inventory-short form20. *Int Urogynecol J* **24** : 1039-1046, 2013
8) 本間之夫, 他：Overactive bladder questionnaire (OAB-q) の日本語版の作成と言語的妥当性の検討. 日排尿機能会誌 **17** : 241-249, 2006
9) 本間之夫, 他：Overactive bladder questionnaire (OAB-q) の日本語版の計量心理学的検討. 日排尿機能会誌 **17** : 250-256, 2006
10) 日本排尿機能学会 過活動膀胱診療ガイドライン作成委員会（編）：過活動膀胱診療ガイドライン 第2版. リッチヒルメディカル, 2015
11) Schick E, et al : Frequency-volume chart : the minimum number of days required to obatain reliable results. *Neurourol Urodyn* **22** : 92-96, 2003
12) 高橋 聡, 他：日本語版 National Institute of Health Chronic Prostatitis Symptom Index の作成について. 日泌尿会誌 **105** : 62-65, 2014
13) 巴ひかる, 他：骨盤臓器脱, 尿失禁, 便失禁を伴う女性の性機能質問票 (PISQ-IR) の日本語版作成と言語学的妥当性の検討. 日泌尿会誌 **105** : 102-111, 2014
14) Agachan F, et al : A constipation scoring system to simplify evaluation and management of of constipated patients. *Dis Colon Rectum* **39** : 681-685, 1996
15) Altomare DF, et al : Set -up and statistical validation of a new scoring system for obstructed defaecation syndrome. *Colorectal Dis* **10** : 84-88, 2008
16) Marquis P, et al : Development and validation of the patient assessment of constipation quality of life questionnaire. *Scand J Gastoenterol* **40** : 540-551, 2005
17) Nomura H, et al : Vlidity and reliability of the Japanese version of the patient assessment of constipation quality of life questionnaire. *J Gastroenterol* **49** : 667-673, 2014
18) Tsunoda A, et al : The translation and validation of the Japanese version of the patient assessment of constipation quality of life scale. *Surg Today* **46** : 414-421, 2016
19) 日本消化器病学会関連研究会 慢性便秘の診断・治療研究会（編）：慢性便秘症診療ガイドライン 2017. 南江堂, 2017
20) Tsunoda A, Yamada K, Takano M, Kusanagi H : The translation and validation of the Japanese version of the patient assessment of constipation quality of life scale. *Surg Today* **46** : 414-421, 2016
21) 吉良いずみ：日本語版 The Patient Assessment of Constipation Quality of Life Questionnaire の信頼性と妥当性の検討. 日本看護研究学会雑誌 **36** : 119-127, 2013
22) Jorge JM, et al : Etiology and management of fecal incontinence. *Dis Colon Rectum* **36** : 77-97, 1993
23) Rockwood TH, et al : Patient and surgeon ranking of the severity of symptoms associated with fecal incontinence : the fecal incontinence severity index. *Dis Colon Rectum* **42**(12) : 1525-1532, 1999
24) Rockwood TH, et al : Fecal Incontinence Quality of Life Scale : quality of life instrument for patients with fecal incontinence. *Dis Colon Rectum* **43** : 9-16, 2000
25) 日本大腸肛門病学会（編）：便失禁診療ガイドライン 2017年版. 南江堂, 2017
26) Hashimoto H, et al : Development and validation of a modified fecal incontinence quality of life scale for Japanese patients after intersphincteric resection for very

第Ⅴ章 骨盤底機能障害に対する評価

low rectal cancer. *J Gastroenterol* **45** : 928–935, 2010

27) Rosen RC, et al : The International Index of Erectile Function (IIEF) : a multidimensional scale for assessment of erectile dysfunction. *Urology* **49** : 822–830, 1997

28) 木元康介, 他：International Index of Erectile Function (IIEF) およびその短縮版である IIEF5 の新しい日本語訳の作成. 日性会誌 **24** : 295–308, 2009

29) Rosen RC, et al : The Female Sexual Function Index (FSFI) : a multidimensional self-report instrument for the assessment of female sexual function. *J Sex Marital Ther* **26** : 191–208, 2000

30) 高橋 都：わが国で活用できる女性性機能尺度の紹介 Sexual Function Questionnaire 日本語 34 項目項目版と Female Sexual Function Index 日本語版. 日性科会誌 **29** : 21–35, 2011

31) 磯あすか, 他：皮膚・皮下組織. 片寄正樹, 他 (編)：スポーツ理学療法プラクティス–急性期治療とその技法. 文光堂, 2017, pp48–57

32) Wallace K (著), 田舎中真由美 (訳)：産後リハにおける腹部・骨盤へのアプローチ. 丸善出版, 2017, pp34–44, 103–112

33) Spitznagle TM, et al : Prevalence of diastasis recti abdominis in a urogynecological patient population. *Int Urogynecol J Pelvic Floor Dysfunct* **18** : 321–328, 2007

34) Clemente CD : Anatomy – A Regional Atlas of the Human Body. Lippincott Williams & Wilkins, Philadelphia, 1997

35) Urquhart DM, et al : Rergional morphology of transverses abdominis, and obliquus internus and externus abdominis. *Clin Biomech (Bristol, Avon)* **20** : 233, 2005

36) Urquhart DM, et al : Clinical anatomy of the anterolateral abdominal muscles. Vleeming A, et al (eds) : Movement, Stability and Lumbopelvic Pain 2nd eds. Elsevier, Edinburgh, 2007, p75

37) Stafford RE, et al : Pattern of activation of pelvic floor muscles in men differs with verval instructions. *Neurourol Urodyn* **35** : 457–463, 2016

38) Laycock J, et al : Pelvic Floor Muscle Asseccment : The PERFECT scheme. *Physiotherapy* **87** : 631–642, 2001

39) Baba T, et al : Is urinary incontinence the hidden secret complications after total hip arthroplasty? *Eur J Orthop Surg Traumatol* **24** : 1455–1460, 2014

40) Tamaki T, et al : Hip dysfunction-related urinary incontinence : a prospective analysis of 189 female patients undergoing total hip arthroplasty. *Int J Urol* **21** : 729–731, 2014

41) Okumura K, et al : Prospective analyses of female urinary incontinence symptoms following total hip arthroplasty. *Int Urogynecol J* **28** : 561–568, 2017

42) Lee D (著), 石井美和子 (監訳)：骨盤帯 原著第 4 版–臨床の専門的技能とリサーチの統合. 医歯薬出版, 2013, pp201-204

43) Cox J, et al : Detection of postnatal depression. Development of 10-item Edinburgh Postnatal De pression Scale. *Br J Psychiatry* **150** : 782–786, 1987

44) 岡野禎治, 他：日本版エジンバラ産後うつ病評価票 (EPDS) の信頼性と妥当性. 精神科診断学 **7** : 525–533, 1996

第VI章

骨盤底機能障害に対するアプローチ
まゆみんの実践講座②

　骨盤底筋群がうまく機能することができないと，腰痛や骨盤帯疼痛，尿失禁といった問題が生じる．特に胸郭ならびに骨盤の回旋などにより，非対称性が強い姿勢を取り続けていると，骨盤底筋群を含むインナーユニット（横隔膜，骨盤底筋群，腹横筋，多裂筋）に力が入りにくくなり，適切なタイミングでインナーユニットを使うことができない．このような場合，アウターユニット（腹斜筋群，脊柱起立筋，股関節周囲筋群）を優位にした姿勢制御をとってしまう．それにより，骨盤底筋トレーニングを行ったとしても適切に骨盤底筋群に力が入らないことがある．そのため，アウターユニットに対してストレッチや筋・筋膜リリースを行ってから骨盤底筋群へのアプローチを実施する必要がある．

　筆者は骨盤底機能障害へのアプローチとして，①過緊張や短縮が生じているアウターユニットへのストレッチおよび筋・筋膜リリース，②脊柱・胸椎および股関節に対する可動性向上のエクササイズ，③適切で多様な呼吸パターンの獲得を目指したエクササイズ，④インナーユニットに対するエクササイズ，⑤体幹を安定させて四肢を動かすエクササイズ，⑥体幹の動的な安定を目指したエクササイズ，⑦日常生活動作に対するエクササイズを行っている（表1）．

　このアプローチにより最終的には，症例が主訴としてあげた問題動作において，腰痛や骨盤帯疼痛，尿失禁などが生じることなく，適切な姿勢や動作を行えるようにする．その際，各症例に合わせて過緊張のある筋をリリースするといった，効果的なエクササイズの課題を選択し，達成度に合わせて負

第Ⅵ章　骨盤底機能障害に対するアプローチ

表1　骨盤底機能障害に対する7つのアプローチ

アプローチ①：過緊張や短縮が生じているアウターユニットへのストレッチおよび筋・筋膜リリース
アプローチ②：脊柱胸椎・股関節に対する可動性向上のエクササイズ
アプローチ③：適切で多様な呼吸パターンの獲得を目指したエクササイズ
アプローチ④：インナーユニットに対するエクササイズ（骨盤底筋，腹横筋）
アプローチ⑤：体幹を安定させて四肢を動かすエクササイズ
アプローチ⑥：体幹の動的な安定を目指したエクササイズ
アプローチ⑦：日常生活動作に対するエクササイズ

荷を段階的に上げていく必要がある.

　本章の最後に，骨盤底機能障害に対してアプローチを行う際のリスク管理を述べる. 骨盤底機能は，非常に繊細な部位であるので，十分な配慮のもと実施する必要がある.

1. 過緊張や短縮が生じているアウターユニットへのストレッチおよび筋・筋膜リリース

1）腹部筋のストレッチおよび筋・筋膜リリース

　内腹斜筋や外腹斜筋，腹直筋といった腹部筋は，胸郭と骨盤に付着し，姿勢による影響を受けやすい. 骨盤底機能障害では，これらの腹部筋の一側性または両側性の過緊張により胸郭の可動性に問題を呈し，そのため呼吸に問題が生じている場合も多い. そこで，腹部筋に過緊張や短縮がある場合，ストレッチや筋・筋膜リリースといったアプローチを行う必要がある. 特に，腹部に存在する浅腹筋膜は下部尿路の筋膜にも連結しており，過緊張または低緊張が生じていると，尿失禁などの下部尿路症状を引き起こす可能性がある. したがって，下腹部の筋・筋膜にも適度な筋緊張を維持させる必要がある. 以下に，具体的なアプローチ法を述べる.

a. 呼吸と合わせながら外腹斜筋のストレッチ

　外腹斜筋に過緊張がある場合は，下部肋骨の側方への広がりが小さくなる. そのため，過緊張側が上になるような側臥位をとり，下側の手を上側の下部肋骨にあてて手で胸部の広がりを感じながら呼吸を行う. その後，上側の胸

郭を回旋させ，肩関節は屈曲・外旋位になるようなポジションをとり，外腹斜筋に対してのストレッチを行う（図1）．

b．腹部筋のストレッチまたは筋・筋膜リリース

(1) 間接的リリース

背臥位で背部に2つのボール（軟らかいボールやマッサージボールなど）を脊柱を挟んで置き，両膝を立てる．ボールを置くことで，間接的に腹部の前面筋をリリースすることができる．また，ボールに体をあてながら左右に上半身を動かすことで，効果的な筋・筋膜リリースが可能である（図2）．なお，骨粗鬆症や圧迫骨折の既往がある症例には空気を抜いたソフトボールを1つ使用するとよい．

(2) 直接的リリース

腹臥位をとり，過緊張側の胸郭下縁にボールを1つ置き，外腹斜筋に対して筋・筋膜リリースを行う（図3）．なお，ボールが内臓を圧迫することも考えられるので注意する．

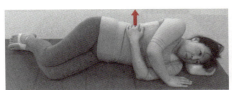
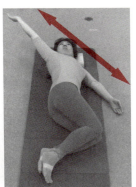

a．開始肢位　　　　　　　　b．終了肢位

図1　呼吸と合わせながら外腹斜筋のストレッチ

a：過緊張のある側の胸郭を上にして側臥位をとる．下側の手を上側の下部肋骨にあてて，手で胸郭の動きを感じるようにする．または，手を押し上げるように胸郭を広げるイメージを指示する
b：側臥位にて手の動きを目で追いながら胸椎を回旋させていく．みぞおちが天井を向くようにイメージさせて動くとよい

145

第Ⅵ章　骨盤底機能障害に対するアプローチ

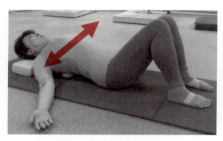 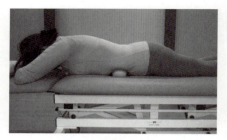

図2　間接的リリース

背部の下に脊柱を挟んでボールを2つ置き，両膝を立てて背臥位をとる．左右に身体を動かして間接的に腹部前面筋のリリースを行う

図3　直接的リリース

腹臥位をとり，過緊張側の胸郭下縁にボールを1つ置いて，外腹斜筋に対して筋・筋膜リリースを行う

2）股関節周囲筋群のストレッチおよび筋・筋膜リリース

　股関節周囲筋群には，骨盤底筋群の一つである腸骨尾骨筋と筋膜連結をしている内閉鎖筋，表層の尿生殖隔膜と連結している大内転筋および長内転筋がある．骨盤底筋群は，これらの筋群に緊張などが生じると影響を受けることが多い．そのため過緊張や短縮がある場合は，これらの筋群に対してストレッチおよび筋・筋膜リリースを行うとよい．骨盤が過剰に前傾・後傾している場合または回旋している場合には，これらを引き起こしている腸腰筋，腸骨筋，大腿直筋，ハムストリングス，大腿筋膜張筋に対してアプローチを行う．以下に，具体的なアプローチ法を述べる．

a. 腸腰筋・腸骨筋に対するストレッチおよび筋・筋膜リリース

　背臥位で非過緊張側の股関節を屈曲し，反対側の下肢を伸展させて腸腰筋をストレッチする．その時，伸展させた下肢が床から持ち上がらないように注意する（図4）．また，腸骨筋に対しては過緊張側の腸骨内側にゆっくりと手を滑らせて，腸骨筋を触診した後，その筋腹に沿って手でやさしく筋・筋膜リリースを行う（図5）．痛みが強い場合は，手を動かさずに腸骨筋を軽く圧迫して，ゆっくり呼吸を行わせる．別法として腹臥位をとり，腸骨筋の内側に適度な硬さのボールをあててリリースする方法もある．その際，腸骨の内側は神経や血管が多く通る場所なので，あまり硬く小さなボールを長時間使用することは避ける．

1 過緊張や短縮が生じているアウターユニットへのストレッチおよび筋・筋膜リリース

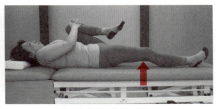

a. 適切な腸腰筋のストレッチ　　　　b. 誤った腸腰筋のストレッチ

図4　腸腰筋のストレッチ

背臥位で非過緊張側の股関節を屈曲し，反対側の下肢を伸展させて腸腰筋をストレッチする（a）．その時，伸展させた下肢が床から持ち上がらないように注意する（b）

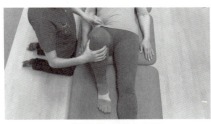 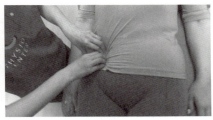

a. 腸骨筋の同定方法　　　　　　　　b. 腸骨筋のリリース

図5　腸骨筋に対する筋・筋膜リリース

a：腸骨の内側にゆっくりと手を滑らせた後，下肢を挙上させて筋を同定する
b：腸骨筋を触診後，筋腹に沿って手をやさしく筋・筋膜リリースを行う

b. 大腿直筋に対する筋・筋膜リリース

腹臥位となり，鼠径部にボールを置いて，軽く骨盤部を左右に動かしながら大腿直筋に対する筋・筋膜リリースを行う（**図6a**）．一方，徒手による場合は，大腿直筋の起始部で筋腱部を触診し，軽く圧迫しながら，やさしく筋腱部を左右にスライドさせて大腿直筋に対して筋・筋膜リリースする（**図6b**）．

c. ハムストリングスに対するストレッチおよび筋膜リリース

ハムストリングスに過緊張または短縮がある場合，骨盤は後傾位，腰椎は屈曲位となり，骨盤底部に腹圧がかかりやすくなる．このため腰痛や尿失禁などの骨盤底機能障害を生じやすくなる．以下に，具体的なアプローチ法を述べる．

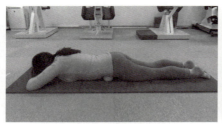 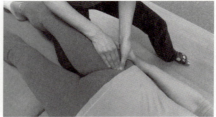

a．ボールを使用したリリース　　　　b．徒手によるリリース

図6　大腿直筋に対する筋・筋膜リリース

a：腹臥位となり，鼠径部にボールを置いて，軽く骨盤部を左右に動かす
b：大腿直筋の起始部で筋腱部を触診し，軽く圧迫くしながら，やさしく筋腱部を左右にスライドさせる

(1) 徒手による筋・筋膜リリース

腹臥位にて，過緊張側の坐骨結節下方にあるハムストリングスの起始部に手をあて，ハムストリングスの腱に対して持続的な圧を加えることで，ハムストリングスの筋・筋膜リリースを行う（図7a）．仙腸関節の可動性が強い場合，ハムストリングスの圧迫により寛骨を後方に回旋させてしまい，仙腸関節痛を訴えることがある．このような症例に対しては，寛骨の後方回旋を抑えるために，腹臥位にて寛骨を一側の手で固定してからハムストリングスの起始部を圧迫して筋・筋膜リリースを行うとよい（図7b）．

(2) ボールによる筋・筋膜リリース

椅座位で，ハムストリングスの起始部にあたるようにボールを置き，左右に身体を揺らして，自重によりハムストリングスの腱に圧をかけて筋・筋膜リリースを行う（図7c）．

(3) ハムストリングスのストレッチ

椅座位で片足を伸ばし，上体を前方に倒してハムストリングスをストレッチする．この際，上体は屈曲させず，真っすぐ保ったまま前方に傾斜させて10秒間保持する（図8a）．上体が真っすぐではなく，屈曲した状態で前傾すると，ハムストリングスに対して十分なストレッチを得られないので注意する（図8b）．

d．大腿筋膜張筋に対するストレッチおよび筋・筋膜リリース

大腿筋膜張筋に過緊張や短縮がある場合，背臥位で股関節・膝関節屈曲位

1 過緊張や短縮が生じているアウターユニットへのストレッチおよび筋・筋膜リリース

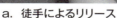
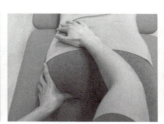
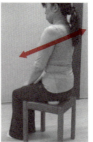

a. 徒手によるリリース　　b. 寛骨を固定した徒手による　c. ボールによる
　　　　　　　　　　　　　　　 リリース　　　　　　　　　　リリース

図7　ハムストリングスに対する筋・筋膜リリース

a：坐骨結節のすぐ下方にあるハムストリングスの起始部を触診し，ハムストリングスの腱を圧迫することで筋・筋膜リリースを行う
b：仙腸関節に過可動性がある場合は，片方の手で寛骨を固定しながらハムストリングスの起始部を圧迫して筋・筋膜リリースを行う
c：坐骨結節の上にボールを置き，左右に体重をかけて身体を揺らし，ハムストリングスの筋・筋膜リリースを行う

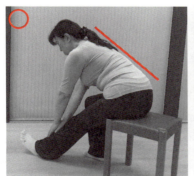
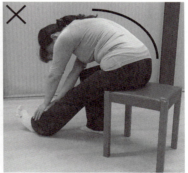

a. 適切なストレッチ　　　　　　b. 誤ったストレッチ

図8　ハムストリングスに対するストレッチ

椅座位をとり，股関節を軸に体幹を真っすぐに前傾させ，ハムストリングスをストレッチする(a)．一方，体幹を屈曲させて前傾すると，ハムストリングスはストレッチされず，腰椎屈曲のみが強調されることになる(b)

から膝を内側に倒して股関節を内転・内旋させると，大腿筋膜張筋が伸張される．それと同時に同側の仙腸関節が伸張されるため，仙腸関節に違和感や疼痛を生じる症例も多いので注意する．以下に，具体的なアプローチ法を述

べる．

(1) 徒手による筋・筋膜リリース

大腿筋膜張筋の筋腹や殿筋との連結部または外側部で，筋・筋膜の硬さがある部位（緊張の高いところ）に対して筋・筋膜リリースを行う（図9a）．

(2) 大腿筋膜張筋のストレッチ

側臥位にて腰部の下に枕を置き，上側の股関節伸展・内転位にし，可能であれば同時に，同側の上肢も伸展して大腿筋膜張筋のストレッチを行う（図9b）．また，立位でも行うことが可能で，セルフエクササイズとしても指導しやすい．立位で行う場合は，ストレッチをする側の股関節を側臥位の際と

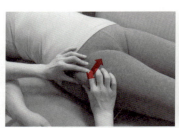
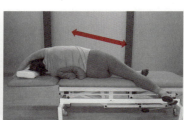
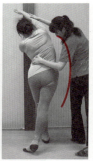

a. 徒手によるリリース　　b. 側臥位におけるストレッチ　　c. 立位におけるストレッチ

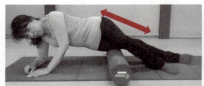
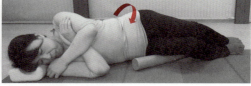

d. ポールによるリリース

図9　大腿筋膜張筋に対するストレッチおよび筋・筋膜リリース

a：大腿筋膜張筋の筋腹や殿筋との連結部または外側部で緊張の高い部位に対して，軽く筋を圧迫して筋・筋膜リリースを行う．もしくは筋・腱をスライドさせるようにローリングさせる
b：側臥位にて腰部の下に枕を置き，上側の股関節を伸展・内転させ，さらに同側の上肢を斜め前方に挙上させる
c：壁にストレッチしない側の上肢で支持し，伸張する下肢を股関節伸展・内転させ，同時に同側の上肢を斜め前方に伸張させていく
d：側臥位で，ポールを用いて筋・筋膜リリースを行う．ポールの直径が大きいと上肢で体を支える必要がある．ポールの径が小さいと上肢で支持することなく，高齢者でも容易にできる

同様に伸展・内転位とし，体幹もストレッチする側へ側屈させる（図 9c）．

(3) ポールによる筋・筋膜リリース

側臥位をとり，大腿外側にポールを置き，筋・筋膜リリースを行う（図 9d）．高齢者の場合，大腿筋膜張筋は張りの強い筋肉であるため，あまり硬すぎず，ポール径の細いタイプで行うと容易にできる．

e．梨状筋に対する筋・筋膜リリース

股関節外旋位にて立位姿勢を保持している場合は，梨状筋に過緊張を生じていることが多く，そのため殿部にコリや張りを訴える症例が多い．また，このような症例では立位姿勢にて殿部にくぼみがみられる．これは大腿骨頭が梨状筋の収縮によって前方に偏位することで生じ，これにより股関節を屈曲すると制限が伴う．そこで腹臥位をとり，梨状筋の過緊張に対して筋・筋膜リリースを行う（図 10a）．もしくは，背臥位で殿部にボールを置き，左右にスライドすることで梨状筋の筋・筋膜リリースを実施する（図 10b）．

f．長内転筋に対する筋・筋膜リリース

長内転筋は，大腿骨から恥骨に向かって走行するが，その過緊張により恥骨痛を引き起こすこともある．また，それにより股関節屈曲の可動性を低下させることもある．さらに，長内転筋は尿生殖隔膜にも筋膜連結しているため，排尿時に筋が緩まないことで疼痛を生じさせることもある．このような場合は長内転筋に対して筋・筋膜リリースを行っていく．ただし，骨盤回旋を修正した後で，長内転筋の筋張に左右差がなければ，長内転筋に直接アプ

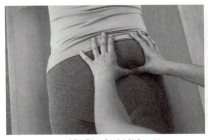　　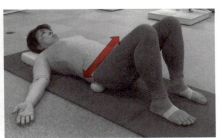

a．徒手によるリリース　　　　　　　b．ボールによるリリース

図 10　梨状筋に対する筋・筋膜リリース
a：腹臥位で梨状筋の筋腹を触診し，その筋腹に対して左右にスライドする
b：背臥位で殿部にボールを置き，左右にスライドして筋・筋膜リリースを行う

ローチするよりも，骨盤の回旋を引き起こしているその他の筋（尾骨筋，肛門挙筋，ハムストリングスなど）を確認するべきである．以下に，具体的なアプローチ法を述べる．

(1) 徒手による筋・筋膜リリース①─背臥位

背臥位にて膝関節を屈曲した状態で，過緊張側の下肢を外側に倒す．その際，下肢の下にはクッションを敷くとよい．その後，長内転筋の起始部付近に手をあて，筋腹に沿ってやさしく圧迫して筋・筋膜リリースを行う（図11a）．

(2) 徒手による筋・筋膜リリース②─側臥位

過緊張側を下側にして下肢を真っすぐに伸ばし側臥位になる．上側の下肢

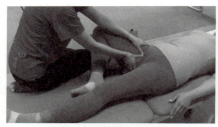
a．背臥位での徒手によるリリース

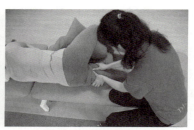
b．側臥位での徒手によるリリース

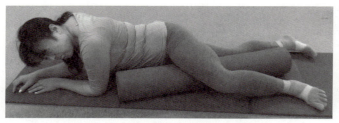
c．ポールによるリリース

図11　長内転筋に対するストレッチおよび筋・筋膜リリース

a：背臥位にて，膝関節を屈曲した状態で，過緊張側の下肢を外側に倒す．下肢の下にはクッションなどを置き，長内転筋の起始部付近に手をあて，筋腹に沿ってやさしく筋・筋膜リリースする．その際，まずは長軸方向に行った後，次に筋を横断するようにサイドにスライドさせる
b：側臥位にて，過緊張側を下にして，膝関節伸展位にて側臥位をとる．反対側の下肢はクッションなどの上に股関節・膝関節屈曲位で置く．長軸方向または筋を横断するように長内転筋と大内転筋の筋・筋膜リリースを行う
c：過緊張側の下肢を上にして側臥位となり，ポールの上に大腿内側部があたるようにのせる．ゆっくりとポールを左右に転がしながら長内転筋への筋・筋膜リリースを行う

は，クッションの上に置いて支持させる．この肢位にて，下側の下肢の長内転筋および坐骨結節に付着する大内転筋に対して筋・筋膜リリースを行う（図11b）．

(3) ポールによる筋・筋膜リリース

過緊張側の下肢を上にした側臥位をとり，大腿部内側部があたるようにポールの上にのせて，左右に転がして長内転筋への筋・筋膜リリースを行う（図11c）．

g．内閉鎖筋に対する筋・筋膜リリース

内閉鎖筋は，腸骨尾骨筋と筋膜連結しているため，内閉鎖筋に過緊張がある場合，腸骨尾骨筋が適切に収縮しないこともある．また，内閉鎖筋にトリガーポイントがある場合，痛みの自覚部位は尾骨周囲に出現する．そこで過緊張側の下肢を下にした側臥位をとり，坐骨結節内側部に手を滑らせて，手が坐骨直腸窩の最上部に到達した地点で，肘を上にあげて閉鎖孔の内側にある内閉鎖筋を触診する．そして，下側の下肢を外旋させるように指示し，触診している手で内閉鎖筋が膨隆するのを確認する．この筋に対し筋線維と平行に皮膚と筋肉をスライドさせて筋・筋膜リリースを行う（図12）．

3）骨盤底筋群のストレッチおよび筋・筋膜リリース

骨盤底筋機能障害は，骨盤底筋群が決して脆弱で筋緊張が低いだけではな

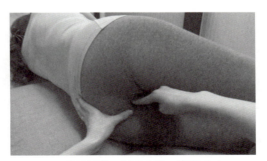

図12　内閉鎖筋に対する筋・筋膜リリース

過緊張側の下肢を下側にした側臥位をとり，坐骨結節の内側部に手を滑らせて，最上部まで到達した地点で，肘を上にあげて閉鎖孔内側にある内閉鎖筋を触診する．そして，下側の下肢を外旋させるように指示し，触診している手で内閉鎖筋が膨隆するのを確認する．この筋に対し筋線維と平行に皮膚と筋肉をスライドさせて筋・筋膜リリースを行う

い．部分的に過緊張を生じている場合も多く，その過緊張により仙腸関節痛や尾骨痛，尿意切迫感が生み出されることもある．このような場合，過緊張が生じている筋群に対して筋・筋膜リリースすることにで，筋の柔軟性を高めることができる．以下に，骨盤底筋群の中でも過緊張を生じやすい筋に対しての筋・筋膜リリースを解説する．

a．尿生殖隔膜に対する筋・筋膜リリース

背臥位をとり，殿部にボールを置いた状態で両足底を合わせて両足首を把持し，呼吸に合わせて尿生殖隔膜の筋・筋膜リリースを行う（図13a）．その際，吸気では尿生殖隔膜を広げ，呼気では元に戻すようにイメージさせるとよい．または，背臥位で殿部にウェッジクッションや空気を抜いたソフトボールなどを置き，吸気で骨盤を前傾し，呼気で骨盤を後傾させて尿生殖隔膜の筋・筋膜リリースを行う方法もある（図13b）．

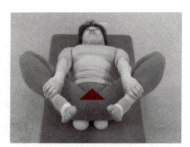

b．尿生殖三角のリリース

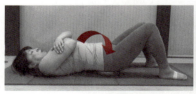 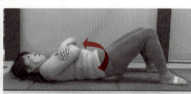

b．空気を抜いたソフトボールによるリリース

図13　尿生殖隔膜に対する筋・筋膜リリース

a：背臥位をとり，殿部にボールを置いた状態で両足底を合わせて両足首を把持し，呼吸に合わせて尿生殖隔膜の筋・筋膜リリースを行う．その際，吸気では尿生殖隔膜を広げ，呼気では元に戻すようにイメージさせるとよい

b：背臥位で殿部にウェッジクッションや空気を抜いたソフトボールなどを置き，吸気で骨盤を前傾し，呼気で骨盤を後傾させて尿生殖隔膜の筋・筋膜リリースを行う

b. 肛門挙筋に対する筋・筋膜リリース

背臥位または側臥位で坐骨結節を触診する．坐骨結節の内側部で，頭側に向かって手を挿入し，最上部で緊張を感じる部位まで手を入れる．その部位にあるのが肛門挙筋で，手を置いたまま，骨盤底筋群の収縮を指示すると，肛門挙筋に触れている手で筋の緊張が高くなるのを感じることができる．この位置で肛門挙筋を直接圧迫して筋・筋膜リリースする直接圧迫法を行う．または，手を当てたまま吸気に合わせて腹部を膨らまし，肛門挙筋を下方向へ広げるようにイメージさせるリバースケーゲルエクササイズにて筋・筋膜リリースする（図14）．

c. 尾骨筋に対する筋・筋膜リリース

尾骨痛および仙腸関節痛がある症例においては，尾骨筋に過緊張が生じている場合がある．この尾骨筋に対する筋・筋膜リリースには，腹臥位をとり，尾骨と坐骨結節間の中間で仙結節靱帯の奥に指を挿入し，尾骨筋へ直接アプローチする直接圧迫法を行う（図15a）．または，尾骨筋に指をあてた状態で，吸気に合わせて指を下方に押して尾骨筋を緩めるリバースケーゲルエクササイズを行う（図15b）．なお，症例自身に緩めるように呼吸をしてもらうリバースケーゲルエクササイズは，直接圧迫に比べてリリースしやすい利点がある．

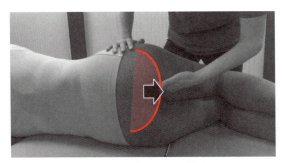

図14　肛門挙筋に対する筋・筋膜リリース

肛門挙筋を触診後，圧迫して筋・筋膜リリースする直接圧迫法を行う．または，吸気に合わせて肛門挙筋を下制させることで触診している手を押し出すように筋・筋膜リリースするリバースケーゲルエクササイズを行う

第Ⅵ章　骨盤底機能障害に対するアプローチ

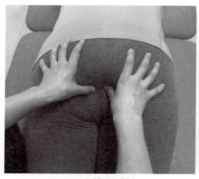 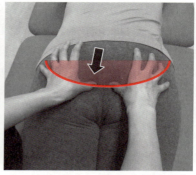

a．直接圧迫法　　　　　　　b．リバースケーゲルエクササイズ

図 15　尾骨筋に対する筋・筋膜リリース　▶動画 17

a：尾骨と坐骨結節間の中間で仙結節靱帯の奥に指を挿入し，尾骨筋へ筋・筋膜リリースを行う
b：尾骨筋に指をあてた状態で，吸気に合わせて指を下方に押して尾骨筋を緩める

4）術創部のストレッチおよび筋・筋膜リリース

　術創部の癒着に対する筋・筋膜リリースは，軟部組織を多様な方向に動かして直接リリースしていく手法が一般的には用いられるが，筆者は呼吸法を併用することで，腹腔内からもアプローチする手法が最も効率的であると考えて用いている．以下に，具体的な方法について述べる．

a．呼吸法を合わせた術創部に対する筋・筋膜リリース

　帝王切開部の術創に対しては，背臥位をとり，硬い術創部分を指で挟んで，痛みのない範囲でやや両側から寄せるように軽く圧をかけて，この圧に抵抗するように腹式呼吸を行う．その際，吸気では術創部付近を大きく膨らませるように指示し，呼気では術創部を両側から引き寄せるのを補助する．この腹式呼吸を数回行うことで，術創部の皮膚・皮下組織，さらには深層部の浅筋膜に対して筋・筋膜リリースを行うことができる（図 16）．なお，会陰切開部に疼痛がある場合も同様な方法を用いるが，その際は腹臥位とり，吸気に骨盤底部を膨らませるように指示をすることで会陰術創部に対して筋・筋膜リリースを図ることができる．術創部の硬さに左右差がある場合は，硬い術創部側を下にして側臥位をとり，腹式呼吸を行う（図 17）．硬い術創部側を下にすると，腹部は側臥位で最も緩みやすくなり，吸気で腹部を大きく膨らませることができる．一方，呼気では腹横筋を収縮させながらベッド側に

1 過緊張や短縮が生じているアウターユニットへのストレッチおよび筋・筋膜リリース

図 16 背臥位による呼吸法を合わせた術創部に対する筋・筋膜リリース ▶動画 18

吸気で両側から術創部をやや寄せるように軽く圧をかけて，この圧に抵抗するように腹式呼吸を行う．吸気では術創部付近を大きく膨らませるように指示し，呼気では術創部を両側から引き寄せるのを補助する

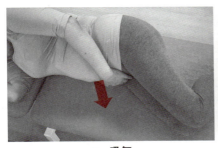
a. 吸気

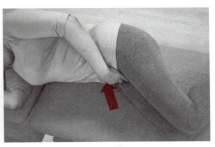
b. 呼気

図 17 側臥位による呼吸法を合わせた術創部に対する筋・筋膜リリース

硬い術創部側を下にして側臥位をとり，腹式呼吸を行う．硬い術創部側を下にすると，腹部は側臥位で最も緩みやすくなり，吸気で腹部を大きく膨らませることができる．一方，呼気では腹横筋を収縮させながらベッド側に垂れ下がった腹部筋を上に持ち上げる．これを 5 ～ 10 回程度の行うと，容易に術創部の皮膚・皮下組織に対して筋・筋膜リリースができる

垂れ下がった腹部筋を上に持ち上げる．これを 5 ～ 10 回程度の行うと，容易に術創部の皮膚・皮下組織に対して筋・筋膜リリースができる．

b．術創部の皮膚に対する筋・筋膜リリース

術創部や創部周囲に炎症がない場合，背臥位をとり，制限のある術創部上に対して，制限されている方向に皮膚・皮下組織を左右にスライドさせて筋・

筋膜リリースを行う（図18a〜c）．一方，術創部に炎症がある場合，術創部を指で挟み，痛みのない範囲でやさしく，皮膚をスライドさせて筋・筋膜リリースを行う（図18d）．

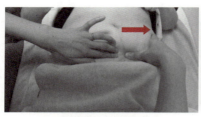
a．側方へのスライド

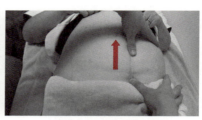
b．長軸方向へのスライド

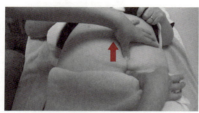
c．呼吸に合わせたリリース

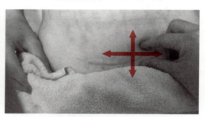
d．術創部を挟んだスライド

図18　術創部の皮膚に対する筋・筋膜リリース
a：創部の一側を保持し，対側に向かって皮膚・皮下組織を伸張する
b：術創部に対して，術創部の端に手を置き，長軸方向に伸張する
c：手を置いたまま，呼吸に合わせて術創部の伸張を行う
d：早期で炎症や疼痛がある場合は，術創部を挟んで小さく上下左右，斜め方向に動かす

まゆみんのワンポイント講座

便失禁のリスク因子

　便失禁において，加齢は明らかなリスク因子とされている．さらに，肥満や全身状態不良もリスク因子と考えられている．また，糖尿病や過敏性腸症候群，炎症性腸疾患，尿失禁，便秘症，過活動膀胱，骨盤臓器脱も，便失禁との有症率が高い．分娩回数や鉗子分娩，過重胎児（4,000 g以上），分娩第2期の遷延などの分娩条件もガス失禁や便失禁のリスク因子となる．便失禁者の問診の際には，これらを考慮して行うべきである．

まゆみんのワンポイント講座

骨盤底筋や股関節周囲筋に対する筋・筋膜リリース後に必要な仙骨の動き（うなずき運動）

　尾骨筋や肛門挙筋の過緊張，ハムストリングスの過緊張や短縮がある場合は，骨盤後傾に加えて，仙骨に起き上がり運動が多くの場合で生じている．過緊張がある筋群に対しては，筋・筋膜リリースをした後に仙骨のニューテーション（仙骨が寛骨に対して前方に傾く状態：うなずき運動）を促すことで，仙腸関節の安定性が向上する．それにより骨盤底筋群や腹横筋などの深部筋は収縮しやすくなる．

　筆者が行っている方法は，腹臥位をとった状態で，腹式呼吸を行わせる．腹臥位で吸気を行うと，ベッドに腹部が抑え込まれるため，寛骨が吸気に合わせて後方回旋を始める．この時，同時に吸気で仙骨がニューテーションするように誘導し，仙骨岬を軽く圧迫する（図19）．なお，肛門挙筋や尾骨筋に過緊張がある場合は，先に述べた筋・筋膜リリースを行ってから行う（図14, 15）と仙骨のニューテーションを容易に誘導することができる．

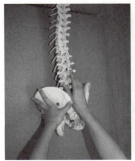
a. 骨模型を用いた圧迫部位

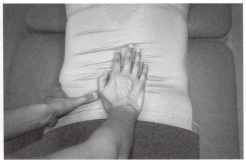
b. ニューテーション誘導の実際

図19　仙骨に対するニューテーション誘導　▶動画19

　過緊張がある筋群に対しては，筋・筋膜リリースをした後に仙骨のニューテーション（仙骨が寛骨に対して前方に傾く状態：うなずき運動）を促すことで，仙腸関節の安定性が向上する．腹臥位をとった状態で，腹式呼吸を行わせる．腹臥位で吸気を行うと，ベッドに腹部が抑え込まれるため，寛骨が吸気に合わせて後方回旋を始める．この時，同時に吸気で仙骨がニューテーションするように誘導し，仙骨岬を軽く圧迫する

第Ⅵ章　骨盤底機能障害に対するアプローチ

2. 脊柱・胸椎および股関節に対する可動性向上のエクササイズ

1）脊柱・股関節・骨盤底筋群に対する柔軟性向上のエクササイズ

　脊柱・骨盤・股関節は連結しており，骨盤の底部に位置する骨盤底筋群は，これらの動きにより大きな影響を受けている．例えば，脊柱屈曲および骨盤後傾の場合，骨盤底部は坐骨結節間が狭くなり，部分的に過緊張を生じていることがある．逆に脊柱伸展および骨盤前傾の場合，坐骨結節間が広がるため骨盤底部は伸張される．この動きを利用して，骨盤底部の柔軟性を高めることができる．最も代表的なエクササイズは，四つ這いで行うドッグ（Dog）＆キャット（Cat）と呼ばれるものがある（**図20**）．これは，股関節が90°屈曲位となるように四つ這い位をとり，頭部と尾骨を上側で近づけるように，背骨を軟らかく反らしていく（Dog）．次は，逆に頭部と尾骨を下側で近づけるように背骨を全体的に軟らかく丸めていく（Cat）．脊柱の屈曲・伸展の可動性だけでなく，股関節の屈曲・伸展，さらには骨盤底筋群の収縮と弛緩を交互に繰り返すことで柔軟性の向上を図ることができる．なお，脊柱の伸展方向へは過度に行わないように注意する．同様の考え方で，背臥位でも骨盤の前傾・後傾の動きを誘導して行うこともできる．このエクササイズが可能となったら，座位や立位での重力下でも行えるようにしていく（**図21**）．また，さらに段階を上げたエクササイズとしては，不安定なクッションやバルーン上に座位をとり，支持面を不安定な状況下においた中で骨盤の前傾・後傾エクササイズを実施するとよい．

2）胸椎に対する可動性向上のエクササイズ

　胸椎は，後弯が強くなると腰部に負担がかかりやすくなるだけでなく，それにより腹圧も骨盤底部にかかり，尿失禁や骨盤臓器脱などの骨盤底機能障害を引き起こしやすくする．胸椎の後弯は加齢による影響を受けやすいが，若年層であっても重力の影響や生活習慣により後弯が強い症例も見られる．そのため，以下のエクササイズを実施するとよい．

2 脊柱・胸椎および股関節に対する可動性向上のエクササイズ

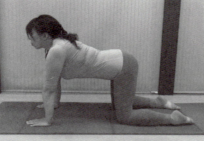
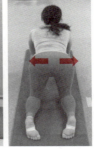

a．ドッグ

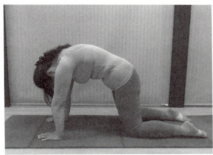
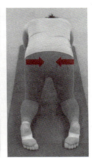

b．キャット

図20　ドッグ（Dog）＆キャット（Cat）

a：上側に円を描くように脊柱を伸展させると，骨盤は前傾していく．この時，坐骨結節間は広がる．繰り返すことで，脊柱の可動性とともに骨盤底筋群の柔軟性も向上することができる
b：股関節が90°屈曲位になるように四つ這い位をとる．脊柱を屈曲する際は，骨盤も後傾させる．この時，坐骨結節間は狭くなる

a．胸椎伸展エクササイズ①―四つ這い

　四つ這いをとり，殿部を後方に引いて，股関節を屈曲させると同時に床面へ胸を近づけるように胸椎を伸展させる（**図22a**）．なお，股関節を屈曲する際は，腰椎の屈曲が起こらないように注意する．

b．胸椎伸展エクササイズ②―座位

（1）レッドコードによる胸椎伸展エクササイズ

　座位でレッドコードを用いて胸椎の伸展を促す．この場合は，レッドコードの支持点を高位に設定すると容易に伸展を促しやすくなる．その際，硬くなっている胸椎棘突起部位に指をおくと，指をおいた点を支点として，てこ

161

第Ⅵ章　骨盤底機能障害に対するアプローチ

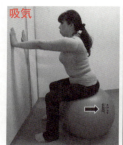 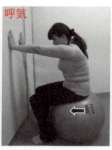 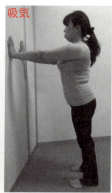 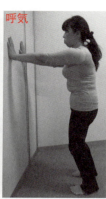

a．バランスボールでのエクササイズ　　　　b．立位でのエクササイズ

図21　骨盤底筋群に対する柔軟性向上のエクササイズ

a：壁を使用して両手で身体を支持し，息を吸いながらバランスボールを後ろに転がして骨盤を前傾させる．逆に息を吐きながらボールを前に転がして骨盤を後傾させる
b：壁を使用して両手で身体を支持し，息を吸いながら尾骨を伸展させるようにイメージして骨盤を前傾させる．逆に，息を吐きながら尾骨を前方に屈曲させるようにイメージして骨盤を後傾させる

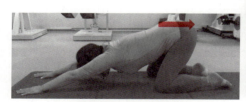 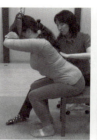 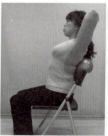

a．四つ這いの場合　　　b．レッドコードの場合　　　c．ソフトボールの場合

図22　胸椎伸展エクササイズ　▶動画20

a：四つ這いをとり，床に胸を近づけるように殿部を後方に引き，胸椎を伸展していく．この時，腰椎の屈曲が起こらないように，最初の手の支持点を肩関節屈曲位の位置から開始するとよい
b：座位にて両上肢をレッドコードで支持した状態とし，股関節から体幹を屈曲させていく．この時，胸椎の可動性を高めたい場合は肩関節屈曲は90°弱程度になるように上肢の位置を高く設定するとよい
c：座位にて背部にソフトボールを置き，ソフトボールに背部をあてながら胸椎を伸展していく

の原理が働き，それにより上部胸椎の伸展を促すことができる（**図22b**）.

(2) ボールによる胸椎伸展エクササイズ

背もたれのある椅子で座位をとり，背部にソフトボールを置く．頭部を両上肢で支持したまま，息を吐きながら下腹部をへこませ，胸椎を伸展させていく（**図22c**）.また胸椎を伸展していく際，腰部に過剰な伸展の負荷が加わらないように，両上肢の外転・外旋と合わせて胸椎を伸展させていく.

c. 胸椎および腰椎の側屈エクササイズ

安定したテーブルに両上肢を支持し，脊柱起立筋の緊張を軽減させた中で，胸椎および腰椎の側屈運動を行う（**図23a**）.同様に座位でレッドコードを用いて両上肢をストラップに通し，頭部はストラップに通した上腕の上にのせて，胸椎および腰椎の側屈運動を行うこともできる（**図23b**）.この時，腰椎が屈曲しないように注意する.

d. 胸椎の回旋エクササイズ

外腹斜筋に過緊張がある場合は，下部肋骨の側方への広がりが小さくなる.そのため，過緊張側が上側になるよう側臥位をとる．その上側の上肢を後方上部に挙上し，みぞおちが天井に向くように胸椎を回旋させて，外腹斜筋に対してのストレッチを行う（**図1b**）.同様に，座位でレッドコードを用いて両上肢をストラップに通し，胸椎の回旋運動を容易に行うこともできる（**図24**）.この際，腰椎が屈曲しないように注意する.

e. 胸椎（腸肋筋）の屈曲エクササイズ

腸肋筋の過緊張がある場合は，過緊張側の肋骨に後方回旋が生じている可能性がある．この肋骨の回旋が胸椎の回旋を引き起こし，骨盤の回旋も生じさせるため骨盤底筋群が機能的に使えないことが多い．したがって，事前に短縮または過緊張のある腸肋筋をストレッチしておくことが重要である．座位で行うストレッチは簡便に行うことができ，膝の上においたボールにもたれかかり，腸肋筋をストレッチする（**図25**）.

3）股関節周囲筋に対する可動性向上のエクササイズ

股関節周囲筋の中でも，大腰筋は骨盤を前傾位に促すことができる．そのため骨盤底筋群を活性化させる重要な筋である．一方，大殿筋は適切に使用することで，ハムストリングスの過剰な収縮による骨盤後傾を防ぐことがで

第Ⅵ章　骨盤底機能障害に対するアプローチ

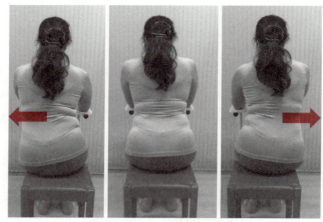

a. 椅子とテーブルを用いた場合

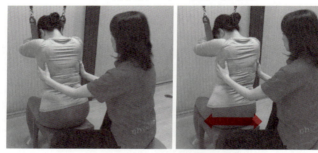

b. レッドコードを用いる場合

図23　胸椎および腰椎の側屈エクササイズ　▶動画21

a：テーブルで両上肢を支持し，側方へ脊柱を移動させて側屈運動を行う．この際，肩の高さが変わらないようにする．小さな動きから開始し，徐々に動きを大きくさせる．また，この運動時に腰椎の屈曲や骨盤の後傾が起こらないようにする
b：両上肢をストラップ内に交差させて支持する．頭頸部の筋群の緊張を抑えるために，頭部も上肢の上で支持する．この状態で側方へ脊柱を移動させて側屈運動を行う

きる．さらに，大殿筋は尾骨を挟んで尾骨筋と相対的な位置にあり，大殿筋が適切に働くことで，尾骨筋も過剰に収縮することなく，適切に働けるのではないかと筆者は考えている．以下に，大腰筋と大殿筋のエクササイズを説明する．

2 脊柱・胸椎および股関節に対する可動性向上のエクササイズ

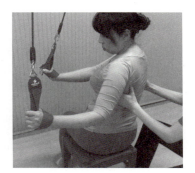

図24　レッドコードを用いた胸椎の回旋エクササイズ　▶動　画22

両上肢をレッドコードのストラップにて支持する．一側に重心を移動させてから，その重心を移動させた側に胸椎を回旋させる

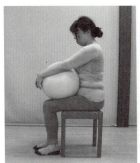 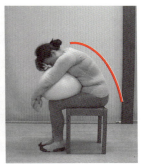

a. 開始肢位　　　　b. 前方に置いたボールに
　　　　　　　　　　　もたれかかる

図25　胸椎（腸肋筋）の屈曲エクササイズ

座位で膝の上に置いたボールにもたれかかり，腸肋筋をストレッチする．ボールの大きさは，症例の体型に合わせて選択する

a．大腰筋のエクササイズ

　大腰筋に機能低下がある場合は，骨盤後傾位となる．そこで，前述の「ハムストリングスに対するストレッチおよび筋・筋膜リリース（図7～8）」を行った後に大腰筋のエクササイズを実施すると効果的である．大腰筋のエクササイズとしては，背臥位にてレッドコードやバランスボールを用いて行うとよい（図26）．レッドコードを用いる場合は，股関節および膝関節が90°屈曲位で単関節筋をより促通できるように，小さな範囲で股関節の屈曲運動

165

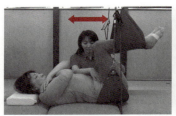 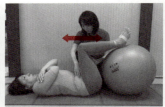 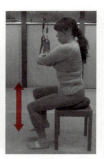

a．レッドコード　　　　b．バランスボール　　　　c．レッドコードを
　　　　　　　　　　　　　　　　　　　　　　　　　　　用いた座位

図26　大腰筋のエクササイズ ▶動画23

　このエクササイズは，①レッドコード，②バランスボール，③レッドコードを用いた座位の順に高負荷となる．セラピストの一側の手は大腰筋または下腹部に手をあて，もう一方の手はハムストリングスに手をあて，股関節屈曲運動の際にハムストリングスの収縮が入らないように確認を行う

a：股関節および膝関節が90°屈曲位で単関節筋をより促通できるように，小さな範囲で股関節の屈曲運動を行う

b：バランスボールでも同様に，股関節および膝関節の屈曲位にて大腰筋のエクササイズを行うことができる

c：抗重力下での大腰筋エクササイズで，レッドコードを用いて上半身を安定させたうえで股関節の屈曲運動を行う．その際，殿部に楔状のエアクッションを置いてエクササイズを実施する．適切に大腰筋が使用できている場合は鼠径部付近に重だるい感覚が出現するが，適切に使用できていない場合は下肢の挙上時に体幹が後方に傾斜するので容易に評価できる．また，この時もハムストリングスを使用していないかを確認する

を行う．バランスボールでも同様な動作が行うことができるが，バランスボール上で下肢を支持した状態を保つ必要があるため難しく，レッドコードでのトレーニングが可能となってから行うとよい．運動時の注意点としては，もともと骨盤後傾位でハムストリングスを優位に使用している症例は，ハムストリングを収縮させて股関節を屈曲させる代償動作がみられる．よって，股関節の屈曲動作時にハムストリングスの収縮の有無を確認しながら行うとよい．

b．股関節の内外旋エクササイズ

　背臥位にて股関節および膝関節が90°屈曲になるようにレッドコードで吊るし，股関節を内外旋させる（**図27a**）．肛門挙筋や内閉鎖筋の筋群に過緊張がある場合は，股関節を内旋方向に動かす際に，伸張感を感じることもある

2 脊柱・胸椎および股関節に対する可動性向上のエクササイズ

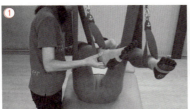
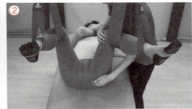

a. レッドコードによる内外旋エクササイズ

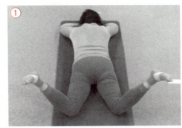
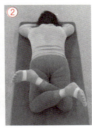

b. 腹臥位による内外旋エクササイズ

図 27　股関節の内外旋エクササイズ　▶動画 24

a：股関節が 90°になるように下肢を吊り上げ，股関節の内外旋を行う．この際，坐骨に手を置き，股関節の内外旋時に坐骨結節が可動するのを確認する．外旋する際は坐骨と坐骨が近づき，内旋の際には座骨が広がるように動く．肛門挙筋や尾骨筋の過緊張がある場合は，筋・筋膜リリース後にこのエクササイズを行うとよい
b：腹臥位で骨盤が浮き上がらないように注意しながら股関節の内外旋を行う．このエクササイズは自宅でも可能である

が，特に痛みがなければ小さな動きから運動を開始し，徐々に大きくしていく．なお，腹臥位にて股関節を内外旋させてもよい（図 27b）．

c. 大殿筋のエクササイズ

　大殿筋の収縮により，骨盤底筋群や尿道が収縮していたと報告がある[2]．そこで，随意的に骨盤底筋トレーニングが困難な場合には大殿筋エクササイズにより，骨盤底筋群を促通できると考えられる．骨盤底筋群の収縮が可能になった場合は，ステップアップとして，骨盤底筋群を収縮させたうえで背臥位をとり，ソフトボールを大腿内側に挟んでブリッジを行うことで，骨盤底筋群と大殿筋に対してエクササイズすることができる（図 28a）．この際，殿部を挙上する時には骨盤を後傾させてハムストリングスが優位に働かないように注意する．このほかに，バランスボールやレッドコードを用いたエク

第Ⅵ章　骨盤底機能障害に対するアプローチ

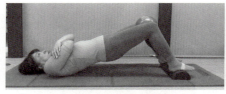
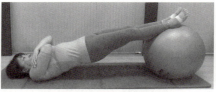

①ソフトボールを大腿内側に挟んだブリッジ　　②両上肢を胸の前で組んだ状態でのブリッジ

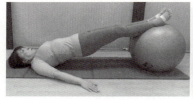
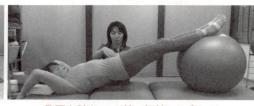

③両上肢を支持したブリッジ　　　　　　　　④両上肢をベッド端で把持したブリッジ

a. ボールによる段階的エクササイズ

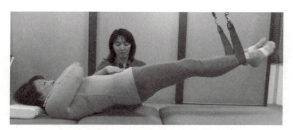

b. レッドコードによるエクササイズ

図28　大殿筋のエクササイズ

a：①は骨盤底筋群の随意収縮を入れて大腿部内側に挟んだボールをつぶしながらブリッジ動作を行う．②は両上肢を胸の前で組んでブリッジ運動を行っている．挙上した骨盤が回旋してしまったり，腹部が大きく膨隆するなどの徴候が認められた場合は，③の両上肢を床面に置き，支持面積を広げる．または，④の両上肢をベッド端で把持し，胸腰筋膜を促通させてることで負荷を軽減させてトレーニングを実施する
b：背臥位で足首にストラップを通した状態でのブリッジによるエクササイズである．レッドコードを用いたエクササイズでは，ストラップの支持点を大腿部，膝，下腿部，足首と変化させることで，負荷を段階的に上げることができる

ササイズがあり（**図28b**），この時のブリッジ運動では膝関節を伸展して行うが，持ち上げる下肢の長さを調整することで段階的に負荷を漸増することが可能となる．

3. 適切で多様な呼吸パターンの獲得を目指したエクササイズ

呼吸時には，横隔膜と骨盤底筋群は拮抗する働きをもっている[3]．例えば，正常な吸気時には，横隔膜は求心性収縮により下方に下がり，そのため骨盤底筋群と腹部筋は遠心性収縮し，腹部は大きく膨らんだバルーンのようになる（p126の図24を参照）．逆に呼気時には，横隔膜は遠心性収縮により上方に上がり，そのため骨盤底筋群と腹部筋は求心性収縮して上方に上がる．したがって，骨盤底筋群へのアプローチをする際には，まず適切な呼吸パターンを獲得する必要があるといえる．例えば，尿失禁の症例では，外腹斜筋の緊張が強く，腹部を緩めることができないといったこともある．このような場合，外腹斜筋に対するストレッチを先に行う（図1）．この時，重力の影響を受けにくく，腹部筋を緩めやすい側臥位をとり，腹式呼吸も誘導するとよい．その後は重力下においても多様な呼吸様式ができるよう段階的に負荷を上げていく．

4. インナーユニットに対するエクササイズ

骨盤底機能障害には，インナーユニットの中でも，特に骨盤底筋トレーニングと腹横筋に対するエクササイズを行う必要がある．以下に，その具体的な方法を述べる．

1）骨盤底筋トレーニング

骨盤底筋トレーニングは，非侵襲的であるため，骨盤底機能障害に対する治療の第一選択肢と考えられる．筆者の考える骨盤底筋トレーニングは，呼気に合わせて随意収縮を行い，逆に吸気では弛緩させている．骨盤底筋群を随意収縮する際の口頭指示やイメージは，第V章でも解説したキューイングを用いる．第V章で紹介していないキューイングや収縮を促す手法としては，坐骨と坐骨を寄せるようにする，両側坐骨結節の内側にやや抵抗をかけて収

第Ⅵ章　骨盤底機能障害に対するアプローチ

縮を促す，会陰腱中心を頭側にやや押し上げて骨盤底部の挙上感覚を促すといった口頭指示も有効である．特に骨盤底部を直接触診しながら促通するなど，症例に合わせて最も収縮を自覚しやすく，かつ適切な収縮を得られるキューイングを用いるとよい．収縮感覚が得にくい症例では，臓器の重さを除去した肢位や座位で坐骨結節を意識させて骨盤底筋群の収縮を促すトレー

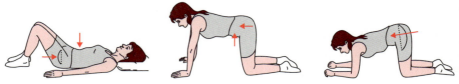

a．臓器の重さを除去した肢位でのトレーニング

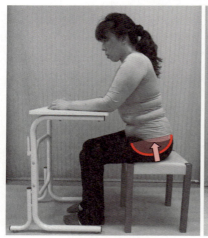
①安定した座位姿勢

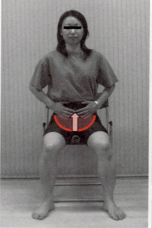
②ロール状のタオルを用いた触圧刺激

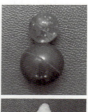

③触圧刺激に用いる道具

b．収縮感覚を促通するトレーニング

図29　骨盤底筋トレーニング①　▶動画25

a：トレーニング初期や産褥期，軽度の骨盤臓器脱の症例に対しては，骨盤底筋群の筋力が弱いことが多いので，背臥位または側臥位，四つ這いで臓器の重さを除去する肢位にて行う必要がある．または，両肘をついて頭を骨盤底部より下げた四つ這いをとると，臓器の重さが頭側に移動するため，重力が骨盤底筋群の収縮を補助することとなる

b：坐骨結節が確認できる高さにタオルを丸め，股の間に置き，骨盤底筋群の収縮を促す．筆者は大きさを変えたスーパーボールをつなげたものや，尿生殖三角をイメージしてタオルハンカチを写真のように畳んだものなどを使用して，骨盤底筋群の収縮感覚を意識することを促している．収縮感覚が乏しい症例に対しては触圧刺激を会陰部に入れることは有効であると考える

ニングを行う（図29a）．または，ロール状にしたタオルを陰部に置き，タオルを引き上げるようなイメージで運動させることにより収縮感覚を促通することができる（図29b）．

実際のトレーニングを始める前に，骨盤底筋群がどこに存在するのか，どう動くのか，さらに骨盤底筋群の機能を症例に確認させることが最初のステップになる．筆者は，骨盤底筋群付きの骨模型を用いて，症例自身に骨盤の解剖を意識させ，さらにその間にある骨盤底筋群をイメージさせるように心がけている．症例自身が自分の身体の中で，骨盤底筋群がどこにあり，どのように動くのかイメージがつくと，より機能的に骨盤底筋群を収縮・弛緩・怒責させることができ，効果的なトレーニングが可能となる．図30に，筆

①症例自身に，坐骨・恥骨・尾骨・会陰体（会陰腱中心）の位置を認識させる

②呼気に合わせて骨盤底筋群の随意収縮を行い，吸気で弛緩させる．収縮した時に，会陰腱中心が頭側に挙上するのを意識させる．また，弛緩させた時には会陰腱中心が下制し，元の位置に戻るのを感じさせる

③骨盤底筋群の収縮は，「尿を止めるように」「膣を引き上げるように」「陰核をうなずかせるように」など，症例自身にとってわかりやすい口頭指示（キューイング）を用いて骨盤底筋群に力を入れさせる

④骨盤底筋群の筋力や収縮が何秒間保持できるのか，さらにその収縮を何回繰り返して行うことができるかといった，持久力評価の結果に基づいて，個々の機能に合わせた運動プログラムを立案する

⑤トレーニング初期では，骨盤底筋群の筋力が弱い人が多いので，背臥位または側臥位，四つ這いで臓器の重さを除去する肢位で行う必要がある．または，両肘をついて頭を骨盤底部より下げた四つ這いをとると，臓器の重さが頭側に移動しするため，重力が骨盤底筋群の収縮を補助することとなる

⑥座位では，ロール状にしたタオルや三角形に折りたたんだハンカチを陰部に置き，引き上げるようなイメージで運動させることで，骨盤底筋群の収縮感覚をより促通できる

図30 筆者の考える骨盤底筋トレーニングの手順およびポイント

者が行っている骨盤底筋トレーニングの手順およびポイントを示す．なお，骨盤臓器脱や骨盤の不安定さが強い症例に対する骨盤底筋トレーニングを行う際，筆者はレッドコードを使用している（図31）．レッドコードは骨盤の安定化を図り，さらに骨盤部を挙上させることで，臓器の重さが骨盤底部にかかる負荷を軽減することができる．また，レッドコードを使用したトレーニングの際は，一方の手は会陰腱中心に，もう一方の手は下腹部に置き，適切な骨盤底筋群の収縮ができているかを確認するとよい．

　骨盤底筋トレーニングの様式に関しては，さまざまであり，骨盤底筋群の最大収縮で1日80回以上のトレーニングを行うものや，最大筋力の20〜50％を8〜12回，または持久力を上げるために最大筋力の50％以上で15〜20回と推奨しているものもある[4,5]．しかし，これは四肢の筋力強化における指標を用いての推奨であり，骨盤底筋群に特異的なものではなく，骨盤底筋群の筋力強化に有効なトレーニングの回数や頻度などの明確な報告は，まだなされていない．さらに，トレーニング期間に関しては骨盤底筋群の分離した挙上エクササイズを10秒間，30〜80回反復で8週間行うことを推奨しているものもあれば，6カ月間にわたるトレーニングにより骨盤底筋群の筋力が強化されるといった報告もある[6]．

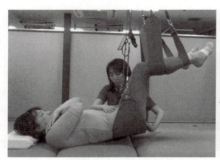
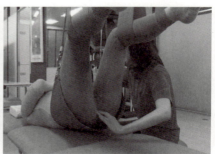

a．側方からみた場合　　　b．後方からみた場合

図31　骨盤底筋トレーニング②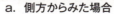

骨盤臓器脱や骨盤の不安定さが強い症例に対する骨盤底筋トレーニングを行う際，レッドコードの使用が有効である．骨盤の安定化を図り，さらに骨盤部を挙上させることで，臓器の重さが骨盤底部にかかる負荷を軽減することができる．また，レッドコードを使用したトレーニングの際は一方の手は会陰腱中心に，もう一方の手は下腹部に置き，適切な骨盤底筋群の収縮ができているのかを確認するとよい

筆者は，PERFECT スキームの結果に基づき，トレーニングの回数とセット数を決めている．例えば，評価結果がP（最大筋力）3，E（収縮持続時間）3，R（反復回数）4，F（瞬発力）4であれば3秒間の骨盤底筋群の収縮を4回1セッ

まゆみんのワンポイント講座

評価やエクササイズにとっても便利!!─骨盤底筋付きペーパークラフト

　骨盤底筋群に正しく力を入れてもうために，症例への教育がとても重要である．しかし，骨盤底筋群は視覚的に確認しにくい場所にあるため，筆者は骨模型や骨盤底筋付きのペーパークラフトを使用している（図32）．このペーパークラフトは，クリアファイルなどに入れて持ち運び可能なため，出先の運動指導時にはとても便利である．このペーパークラフトで骨の場所を確認して，自分自身の身体を触ってもらうと，具体的な場所が容易に理解でき，骨盤底筋トレーニングの効果が一段と上がるのを感じる．ぜひ一度，使ってみることを勧める．

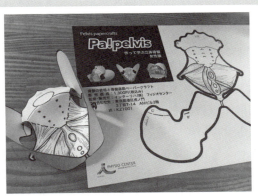

図32　骨盤底筋付きの骨盤ペーパークラフト
骨盤ペーパークラフトで骨の場所を確認してもらった後，自分自身の骨盤を触ってもらう．そして，会陰腱中心の場所も確認し，骨盤底筋群に力が入るとどう動くのか，腹圧がかかるとどうなるのかを体感してもらう．骨盤底筋トレーニングの効果を上げるのにとても有効である

第VI章　骨盤底機能障害に対するアプローチ

トとして1日6～7セット，1秒間に1回の速い骨盤底筋群の収縮を4回1セットとして1日7～8セット行う．なお，持続収縮のトレーニングの場合は，セット間の休息を最初は1分程度とるように指導している．

2）腹横筋に対するエクササイズ

腹横筋は骨盤底筋群，多裂筋，横隔膜とともにインナーユニットと呼ばれ，体幹の動的安定化に関与していると報告されている[7~10]．前述の骨盤底筋トレーニングが難しい場合は，腹横筋エクササイズによるアプローチが有効となる．その理由は，随意収縮が困難な場合や収縮感覚が得られにくい場合，または骨盤底筋群へ収縮を促すと骨盤帯疼痛が生じる場合などは，骨盤輪不安定が考えられるため，骨盤底筋群へのアプローチは難しいと考えられる．

そのような症例には，腹横筋に対するエクササイズからアプローチする場合もあり，最も低負荷な肢位である背臥位から行う．まず，背臥位で下腹部を脊柱方向に向かってへこませ，腹横筋を収縮させる．この時，脊柱を屈曲させないように注意する必要がある．また，腹横筋の収縮時に会陰腱中心が下方に下制しないかを確認しながら行う必要がある．背臥位で適切な収縮ができるようになったら，腹横筋の収縮を維持したまま呼吸を継続するようにする．その時の呼吸は，腹横筋が収縮されているので浅い胸式呼吸となる．なお，吸気では腹横筋の収縮が抜けてしまうことが多いので，収縮が抜けないように下腹部の動きに注意しながら実施する．

呼吸と分離して骨盤底筋群や腹横筋の収縮が持続できるようになったら，重力下に向けたエクササイズを行っていく．最初は，背臥位にて手足を伸展させる．骨盤底筋群や腹横筋を収縮させ，その収縮を維持したまま手足をより真っすぐに伸展させていく．この時，手足がおのおの反対の方向に引っ張られるようにイメージするとよい．座位では，骨盤底筋群や腹横筋を両坐骨結節から会陰腱中心に向かって引き寄せるイメージで，さらにその張力を腹部および胸部をとおり，頭上まで引き上げるようにイメージする．真上よりもやや斜め前方に引き寄せられるのをイメージするとよい．また，手足を伸展させたまま骨盤底筋群や腹横筋の収縮を持続し，浅くてもよい胸式呼吸を行う．骨盤底筋群や腹横筋の収縮持続が10秒程度になるように呼吸を4～5回行う（**図33**）．

4 インナーユニットに対するエクササイズ

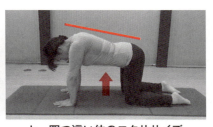

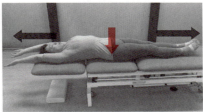

a. 背臥位のエクササイズ　　b. 四つ這い位のエクササイズ

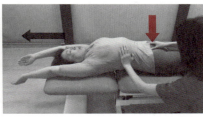

c. 重力下に向かったエクササイズ①　　d. 重力下に向かったエクササイズ②

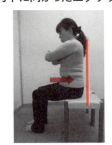

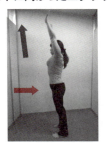

e. 重力下に向かったエクササイズ①　　f. 重力下に向かったエクササイズ②

図33　腹横筋に対するエクササイズ

a：腰椎を屈曲させないようにして臍下をへこませる
b：腰椎の弯曲を保ったまま下腹部を持ち上げる
c：下腹部をへこませ，腹横筋を収縮させたまま，伸展させた上下肢をさらに伸張させる
d：腹横筋を収縮させたまま胸式呼吸を行う．片方の手で胸郭の動きを，もう一方の手で腹横筋の収縮が抜けないように確認する
e：腰椎の弯曲を保ったまま下腹部をへこませ，腹横筋を収縮させる
f：腰椎の弯曲を保ったまま下腹部をへこませ，腹横筋を収縮させた状態で両上肢を挙上して斜め上方に伸張する．そのまま呼吸を数回続ける

175

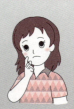

まゆみんのワンポイント講座

円背の人に腹横筋のエクササイズはどう行うの？

　効果的なエクササイズを行う際に円背が強い症例には，どのように行えればよいかなどの質問をよく受ける．筆者は，腹横筋のエクササイズの前に，腹臥位で脊柱を伸展させるエクササイズ，また背臥位で両上肢を外旋させるなどを行っている．このように脊柱を可能な限り伸展させる．または，胸腰筋膜を活性化させた後で，腹横筋に対するエクササイズを実施するとよい．

5. 体幹を安定させて四肢を動かすエクササイズ

　これまでのエクササイズで，骨盤底筋群や腹横筋などの選択的収縮および多様な呼吸パターンが行えるようになれば，次の段階として，骨盤底筋群や腹横筋を収縮させ，腰部から骨盤帯を中間位に維持したまま，肩関節や股関節の屈曲・伸展，内転・外転，回旋運動などを実施する（図34）．その際，骨盤底筋群や腹横筋が十分に機能していない場合は，肩関節や股関節の運動時に腰椎の前弯が増強，または腰椎の後弯，腹壁の膨隆といった，いきみを伴う．これにより，骨盤底部に下方への大きな負荷がかかることになる．したがって，エクササイズの際は，腰部から骨盤帯のアライメントだけではなく，腹壁と骨盤底部の反応を確認する．段階的に負荷を上げる場合は，支持面を適度な不安定にする．例えばポールやエアクッション上に背臥位をとり，前述と同様に骨盤底筋群や腹横筋を収縮させたまま，肩関節や股関節運動を実施する（図35）．また，体幹のコントロールが十分に機能していない場合は，運動前に必ず骨盤底筋群や腹横筋を収縮させる．それでも骨盤底筋群や腹横筋，体幹が十分に機能しない場合は，徒手にて上前腸骨棘より下位で骨盤部を圧迫する．もしくは骨盤ベルトやボールを使用するなどをして骨盤帯の安定化を図りながらエクササイズを行う．さらに股関節の単一方向運動だけで

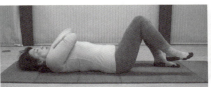
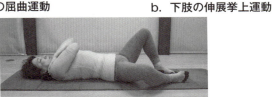

a. 股関節の屈曲運動　　　　　　　b. 下肢の伸展挙上運動

c. 股関節の回旋運動

図34　体幹を安定させて四肢を動かすエクササイズ①

a：骨盤底筋群や腹横筋を収縮させたまま交互に下肢を挙上させる．下肢の挙上時に腰椎の屈曲や下腹部の膨隆，骨盤の回旋がないかを確認しながら実施する
b：骨盤底筋群や腹横筋を収縮させたまま交互に下肢を伸展・挙上させる．下肢の伸展時に腰椎の前弯増強や下腹部の膨隆，骨盤の回旋がないかを確認して実施する
c：骨盤底筋群や腹横筋を収縮させたまま股関節を外旋させる．この際，腰椎の前弯増強や骨盤が回旋しないように注意する

なく，複合運動を組み合わせる．この時，レッドコードに足部を支持させて，骨盤底筋および腹横筋の収縮を保持したまま股関節の複合運動を1回から始め，数回連続で行えるようにしていく（図36）．

6. 体幹の動的な安定を目指したエクササイズ

　立位で骨盤底筋群や腹横筋の収縮を維持した状態のまま，重心をやや前方に保持し，足関節がやや背屈位となるように体幹の動的な安定を目指したエクササイズを実施する．具体的には，初期の低負荷の段階では軟らかいマットなどの上で立位をとりエクササイズを行う．高負荷の場合は，レッドコードなどを使用して体幹を前傾するエクササイズを行う（図37）．さらに，不安定な支持面とすることで，よりいっそう負荷を上げることが可能である．いかなる肢位や動作においても，骨盤底筋群や腹横筋を活性化しやすい姿勢で

第Ⅵ章　骨盤底機能障害に対するアプローチ

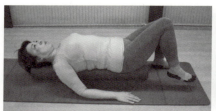
a．股関節屈曲運動

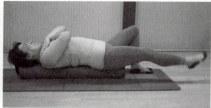
b．下肢の伸展挙上運動

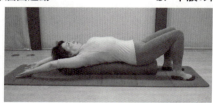
c．股関節回旋運動

図35　体幹を安定させて四肢を動かすエクササイズ②　▶動画27

a：ポール上に背臥位をとり，骨盤底筋群や腹横筋を収縮させたまま交互に下肢を挙上させる．下肢の挙上時に腰椎の屈曲や下腹部の膨隆，骨盤の回旋がないかを確認しながら実施する

b：ポール上に背臥位をとり，骨盤底筋群や腹横筋を収縮させたまま交互に下肢を伸展・挙上させる．下肢の伸展時に腰椎の前弯増強や下腹部の膨隆，骨盤の回旋がないかを確認して実施する

c：骨盤底筋群や腹横筋を収縮させたまま両上肢を挙上させる．上肢の挙上時に，腰椎の前弯増強がないか確認しながら実施する

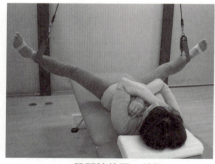
a．股関節伸展・外転

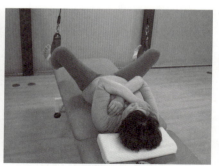
b．股関節屈曲・外旋

図36　体幹を安定させて四肢を動かすエクササイズ③　▶動画28

背臥位になり，レッドコードのストラップに足首を支持させる．骨盤底筋群または腹横筋を収縮させたまま，股関節の複合運動を実施する．はじめは1回大きく股関節を動かす段階から始め，次第に連続して股関節を動かす回数を増やしていく

6 体幹の動的な安定を目指したエクササイズ

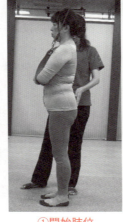
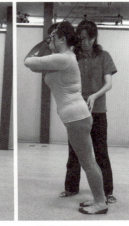

① 開始肢位　② 骨盤底筋群・腹横筋収縮時　　① 開始肢位　② 骨盤底筋群・腹横筋収縮時

a. 軟らかいマットによるエクササイズ　　b. レッドコードによるエクササイズ

図 37　体幹の動的な安定を目指したエクササイズ①

a：適度に軟らかいマット上に立位をとる．この時，重心がどこにあるかを意識させる．呼気に合わせて骨盤底筋群や腹横筋を収縮させる．適切に収縮ができると，重心がやや前方へ偏位する

b：骨盤底筋群や腹横筋に収縮を入れ，尾骨で収縮を確認する．呼気に合わせて骨盤底筋群や腹横筋を収縮させ，体幹をやや前傾させる．さらに負荷を上げるには，肘関節を伸展させる．両上肢の肩関節外転や肘関節伸展にて円を描くように複合運動を実施する

エクササイズを行うことが重要である．例えば，エアクッション上に立位をとり，骨盤底筋群や腹横筋に収縮を入れる低負荷の運動，重心を保ちながら頸部のみを動かす運動，両上肢の挙上運動，スクワット運動を行う．運動時には，重心が前後に動揺することがないようにバランスをとりながら行う．特にスクワットのしゃがみ込みの際は，骨盤の後傾が生じると後方にバランスを崩しやすくなる．また，スクワットの立ち上がりの際も股関節と膝関節は同時に伸展するように行う．腰部の伸展が早期に起こると，この場合も後方に重心が崩れやすくなる（**図 38**）．さらに，バランスボールやトランポリン上で弾むなど，ダイナミックな動きの中で骨盤底筋群や腹横筋を収縮させたうえで協調的，かつ持続的な筋機能を強化する目的でエクササイズを実施する（**図 39**）．なお，尿失禁症例では 1 回のジャンプでは尿もれはないが，縄跳びやトランポリンのような連続ジャンプで症状を訴える場合もある．

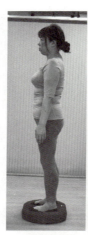 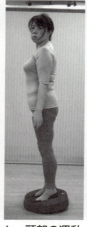 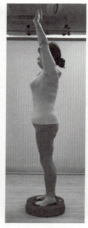 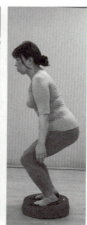

a. 開始肢位　　b. 頸部の運動　　c. 上肢挙上　　d. スクワット

図 38　体幹の動的な安定を目指したエクササイズ②

a：適度に不安定なクッション上に立位をとる．前後が不安定なので，重心がどこにあるかを意識させる
b：骨盤底筋群と腹横筋を収縮させたまま，頸部の運動を実施する．頸部を動かす時，重心を崩すことなくバランスを保てるようにする
c：骨盤底筋群や腹横筋に収縮を入れたまま，両上肢を挙上する．上肢の挙上の際，後方にバランスを崩さないように注意する
d：骨盤底筋群や腹横筋に収縮を入れたまま，スクワットを行う．しゃがみ込む際は，骨盤の後傾が生じると後方にバランスを崩しやすくなる．また，立ち上がる際にも股関節と膝関節は同時に伸展するように行う．腰部の伸展が早期に起こると，この場合も後方に重心が崩れやすくなる

7. 日常生活動作に対するエクササイズ

　尿失禁や骨盤帯疼痛を有する症例は，立ち上がり，しゃがみ込み動作，歩行の際に体幹を中間位に保持できず，腰椎屈曲位および骨盤後傾位となっていることが多い．そこで，日常生活動作時において腹圧上昇前に骨盤底筋群の収縮を意識的に行い，体幹の安定化を図るように指導する．この骨盤底筋群の随意収縮をナック（knack）と呼び，咳・くしゃみの前に骨盤底筋群の随意収縮を行うことで，尿失禁が中程度コントロールされるとの報告がある[11]．このナックの際には，骨盤底筋群のみを意識するのではなく，腹部の動きを確認しながら指導を行っていくべきだと考えている．

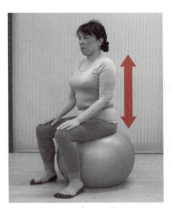
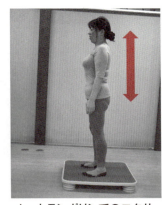

a. バランスボール上でのエクササイズ

b. トランポリンでのエクササイズ

図 39　体幹の動的な安定を目指したエクササイズ③　▶動　画 29

a：骨盤底筋群を収縮させてバランスボール上で軽く上下に弾む．初期は数回から始め，徐々に回数を増やすと同時に，休息時間を減らしていく

b：下肢を軟らかく使って，上下に弾む．この際，座位の時と同様に骨盤底筋群を事前に収縮させてから実施する

　筆者が考える，日常生活動作に対するエクササイズを述べる．まず，低負荷運動としてはポールを前に倒すと同時に体幹前傾および股関節屈させてスクワットを行う．椅子への着座動作では，股関節を十分に屈曲させ，座面に大腿部が先に接触するように指導する．殿部が先に接触する着座動作では，骨盤後傾が早期に生じてしまい，骨盤底部に腹圧がかかりやすくなる（図40）．歩行では，骨盤底筋群に事前収縮を入れるだけでなく，坐骨を触る，殿部を自身の手で引き上げることで，より骨盤底筋群を意識しやすくなる．事前に骨盤底筋群を収縮させたうえで，前後および側方へのステップ，階段を昇る，階段を下りる動作を行うとよい（図41）．また，日常生活で疼痛や違和感といった訴えの多い，床からのリフティング動作や洗濯物を干す，棚の物を取るような上肢の挙上運動の際には，誤った身体の使い方を確認したうえで，適切な身体の使い方を指導する．ここまで行ってきたエクササイズが，日常生活動作に活かせるように，本人にも腰や骨盤底部に負担がかからない適切な動き方を確認してもらうことは重要である（図42，43）．

第Ⅵ章　骨盤底機能障害に対するアプローチ

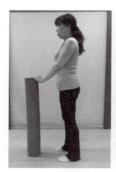 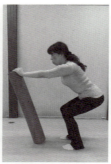 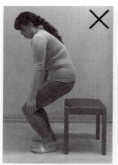 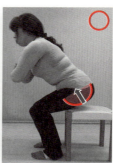

a．開始肢位　　b．ポールの傾斜に　　c．誤った着座動作　　d．適切な着座動作
　　　　　　　　　合わせたスクワット

図40　日常生活に対するエクササイズ①─着座動作

a：ポールを立てて立位を保持する
b：骨盤底筋群および腹横筋を収縮させ，ポールを前方に傾斜させると同時に，股関節を屈曲させてスクワットを行う．立ち上がる際も同様に，ポールに合わせて股関節を伸展させる
c：殿部が先に座面に接触する着座動作では腰椎屈曲および骨盤後傾になるため，股関節を適切に使用できていない．これにより骨盤底部への過負荷が生じやすい
d：骨盤底筋群を収縮させて，股関節を適切に使用して座面に大腿部が先に接触するよう着座動作を行う

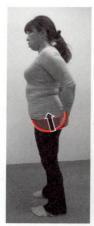 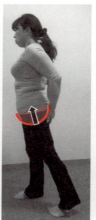 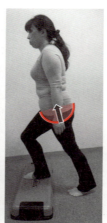

a．両坐骨を保持　b．前後や側方　　c．階段昇降エク
　　して骨盤底筋群　　へのステップ　　ササイズ
　　の収縮を入れる　　エクササイズ

【歩行時のポイント】
・骨盤底筋群に事前収縮を入れる
・両坐骨を触る
・殿部をやや引き上げる
・下腹部を前に突き出さない

図41　日常生活に対するエクササイズ②─歩行

a：両坐骨結節を引き上げた状態で骨盤底筋群に随意収縮を入れる
b：事前に収縮を入れて前後や側方へのステップエクササイズを行う
c：事前に収縮を入れて階段昇降エクササイズを行う

7 日常生活動作に対するエクササイズ

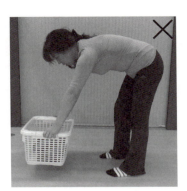
a. 誤ったリフティング動作

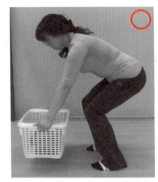
b. 適切なリフティング動作

- 荷物が体から離れすぎている
- 股関節を使っていない
- 腰椎の伸展で持ち上げようとする
- 骨盤底筋群や腹横筋を適切に使えていない（腹部を膨隆させて持ち上げている）
  ↓
  骨盤底部や腰に過剰な腹圧がかかる

- 荷物と体の距離を近づける
- 股関節を十分に屈曲させ，腰椎を屈曲させない
- 下肢の伸展力を使用して持ち上げている
- 事前に骨盤底筋群・腹横筋群の収縮を入れる
  ↓
  骨盤底部や腰にかかる腹圧を軽減できる

図42 日常生活に対するエクササイズ③──リフティング動作

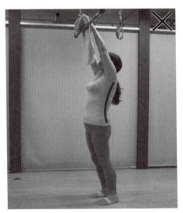
a. 誤った上肢の挙上動作

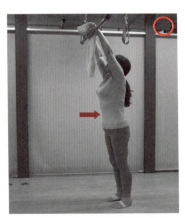
b. 適切な上肢の挙上動作

- 腰部の伸展を増強させて行っている
- 胸部が硬い
- 骨盤底筋群や腹横筋を適切に使えていない（腹部を膨隆させて持ち上げている）
  ↓
  骨盤底部や腰に過剰な腹圧がかかる

- 胸椎が伸展している
- 腰椎の前弯が少なくない
- 事前に骨盤底筋群・腹横筋群の収縮を入れる
  ↓
  骨盤底部や腰にかかる腹圧を軽減できる

図43 日常生活に対するエクササイズ④──上肢の挙上動作

第Ⅵ章　骨盤底機能障害に対するアプローチ

8. アプローチを行う際のリスク管理

　ここまで骨盤底機能障害に対するアプローチを述べてきたが，繊細な場所であるため，実際に行う際には細心の注意が必要となる．特に妊娠中や産後などは最たるものである．また，高齢者も多いといった事情を踏まえ，以下に禁忌となる事項ならびにそのリスク管理について述べる．

1）妊娠中のリスク管理

①妊娠期におけるトレーニングの肢位は，子宮頸管に負荷をかけないように，背臥位や側臥位，四つ這いで行う．

②妊娠中期以降では，切迫早産に関連した子宮収縮による規則的な腹部の張りに注意する必要がある．切迫早産の診断には，子宮頸管の長さ計測が用いられている．子宮頸管の長さが妊娠 24 週以降で 30 mm 以下の場合は，40 mm 以上ある妊婦に比べて早産のリスクが 3.8 倍になる．さらに，26 mm 以下では 6.2 倍，13 mm 以下では 14 倍に及ぶと報告されている [12]．そのため誤った腹横筋や骨盤底筋群の収縮を行わせると，子宮および子宮頸管を骨盤底部に向かって圧迫することになり，子宮収縮を誘発させる可能性があるので注意する．

③妊娠期は，非妊娠時に比べて循環血液量が増加する．特に妊娠高血圧症候群をもつ妊婦の場合，血管攣縮が起こり，末梢血管抵抗の増加によって血圧は上昇する．そのため運動時は血圧管理を十分に行う必要がある．

④妊娠期はリラキシン（妊娠期の女性ホルモン）により関節が柔軟になっている．したがって，過度な伸展をさせると，関節の過可動性を引き起こし，不安定性が強くなるため，アプローチする際は注意して行う必要がある．

2）産後のリスク管理

①骨盤の回復が得られていない状況では，腹圧が骨盤底部に過度に加わることになるため過負荷のトレーニングは避ける．

②骨盤底筋群の筋力や持久力などが十分に回復しないまま，腹圧が加わる

トレーニングを行うことは控える．骨盤が元の状態に戻ろうとする産褥期に誤った腹圧をかける運動を繰り返すことで，弱い方向に向かってより圧がかかってしまう．そのため尿失禁や骨盤臓器脱などの骨盤底機能障害を引き起こす可能性がある．したがって，骨盤底筋群をはじめとするインナーユニットの回復を待ってから腹圧上昇課題のトレーニングを行う．

③骨盤およびインナーユニットの回復が得られるまでは，骨盤ベルトなどの必要なサポートを積極的に使用するとよい．

④帝王切開および会陰切開の術創部に関しては，1カ月健診にて創部の回復状況を確認したうえで対策やアプローチを考えるとよい．例えば，骨盤ベルトの装着は術創部の状況をみて装着する．

⑤術創部の評価および皮膚・皮下組織に対してリリースを行う際は，疼痛が生じないよう注意して行う．

3）トレーニングを実施するうえでのリスク管理

①高齢者などで骨粗鬆症などが疑われる場合，脊柱に対してボールやポールを用いたトレーニングを行う際は，疼痛を生じさせる可能性があるため注意が必要である．また，このようなツールを使用する場合には，ツールが硬すぎないように適度な硬さを選択するといったことを考慮するとよい．

②トレーニングの際に，呼吸を止めていないかどうかを確認する．いきんだ状態で行っていると，過負荷となっていることが考えられ，それにより問題が生じる可能性が高いからである．

③トレーニングを行う際は，同一の部位に対して長時間アプローチを行わないようにする．長時間の圧迫により組織を挫滅させてしまう危険性があるため1カ所につき2分以内とする．

④筋・筋膜リリースは，基本的には短縮筋に対して行うとよい．逆に，伸張筋に対して行うと，緊張が増す可能性もあるので注意する．

⑤筋・筋膜リリース後は，短縮した筋に対してトレーニングを必ず実施するべきである．筋・筋膜リリースのみでは，すぐに以前の状態に戻る可能性が高い．

文 献

1) Sapsford RR, et al : Pelvic floor muscle Activity in Different Sitting Postures in Continent and Incontinent Women. *Arch Phys Med Rehabil* **89** : 1741-1747, 2008
2) Bø K, et al : Needle EMG registration of striated urethral wall and pelvic floor muscle activity patterns during cough, Valsalva, abdominal, hip adductor, and gluteal muscle contractions in nulliparous healthy females. *Neurourol Urodyn* **13** : 35-41, 1994
3) Carriere B, et al : The Pelvic Floor. Georg Thieme Verlag, Stuttgart, 2006
4) Garber CE, et al : Quantity and quality of exercise for developing and maintaining cardiorespiratory, musculoskeletal, and neuromotor fitness in apparently healthy adults : guidance for prescribing exercise. *Med Sci Sports Exerc* **43** : 1334-1359, 2011
5) Fleck SJ, et al : Designing resistance training programs 3rd eds. Human Kinetics, Champaign, 2003
6) Bø K, et al（著），野村昌良（監訳）：エビデンスに基づく骨盤底の理学療法 原著第2版. 医歯薬出版, 2017, pp238-258
7) Hodges PW, et al : Contraction of the abdominal muscles associated with movement of the lower limb. *Phys Ther* **77** : 132-142, 1997
8) Hodges PW, et al : Feedforward contraction of transversus abdominis is not influenced by the direction of arm movement. *Exp Brain Res* **114** : 362-370, 1997
9) Sapsford RR, et al : Contraction of the pelvic floor muscles during abdominal maneuvers. *Arch Phys Med Rehabil* **82** : 1081-1088, 2001
10) Neumann P, et al : Pelvic floor and abdominal muscle interaction : EMG activity and intra- abdominal pressure. *Int Urogynecol J Pelvic Floor Dysfunct* **13** : 125-132, 2002
11) Miller JM, et al : A pelvis muscle precontraction can reduce cough-related urine loss in selectd women with mild SUI. *J Am Geriatr Soc* **46** : 870-874, 1998
12) Iams JD, et al : The length of the cervix and the risk of spontaneous premarure delivery. National Institute of Child Health and Human Developing Maternal Fetal Medicine Unit Network. *N Eng J Med* **334** : 567-572, 1996

第VII章

主な症例に対するアプローチの実際
まゆみんの実践講座③

1. 恥骨痛ならびに子宮下垂を有する症例

1）症例紹介

・主訴：36歳，初産の女性．靴下を履く動作で恥骨に痛みが生じ，産後1カ月に子宮下垂を指摘される．

・既往歴：28歳の時，右足首外側靱帯断裂で修復術を行う．

・分娩状況：自然分娩，会陰裂傷はⅡ度，会陰切開あり．

・妊娠前の状況：妊娠前や妊娠中には恥骨痛および子宮下垂はなく，産後3週まで動きはじめに恥骨に激しい痛みが生じる．産後3カ月ごろで痛みが残るも，なんとか生活できるようになってきた．

2）初回評価（産後5カ月）

・姿勢：骨盤は後傾・前方偏位・左回旋，胸郭は左回旋位，脊柱は平坦，距骨下関節は右回外位していた（図1）．

・疼痛：恥骨に対する疼痛誘発テストはマイナスで，靴下を履く動作時の恥骨痛に対する Visual Analogue Scale（VAS）は6/10であった．

・筋の緊張および関節の可動性：両側ハムストリングス，右大腿筋膜張筋，右後脛骨筋に過緊張があり，右足関節には背屈制限があった．

・腹直筋離開：安静時では3横指で，頭部挙上にて2.5横指となった．指の深達度は深く，白線の緊張は著しく低下していた．そこで，骨盤底筋

187

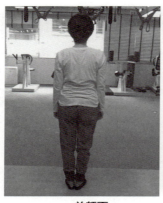 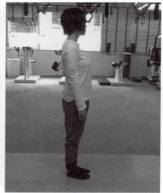

a. 前額面　　　　　　　　b. 矢状面

図1　姿勢評価

群を収縮して頭部挙上を実施すると，白線の緊張が向上し，離開部分の指の深達度が浅くなった．
- 骨盤底機能：安静時の会陰腱中心の位置は，両坐骨結節を結んだライン上にあり，骨盤底筋群の随意収縮は頭側に挙上可能であるが弱い状況であった．そこで，腹直筋離開を修正すると挙上が容易となった．PERFECT スキーム〔P：最大筋力(power)，E：収縮持続時間(endurance)，R：反復回数(repetitions)，F：瞬発的な最大収縮の回数(number of fast contractions)，E：挙上(elevation)，C：共同収縮(co-contraction)，T：タイミングと協調(timing)〕は P3，E4，R4 で，速筋の収縮および収縮後の弛緩が困難であった．
- 腹圧コントロール：自動下肢挙上伸展(ASLR：Active Straight Raising)テストでは腹部の膨隆がみられ，随意収縮によるコントロールも不良であった．
- 腹横筋の機能低下：腹横筋の収縮が困難であった．
- 片足立ち：右片足立ちの際，足部は外側支持にて体幹が右へ著明に傾斜し，骨盤が左に回旋していた(図2)．

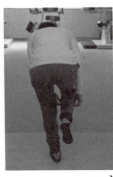 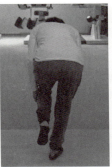 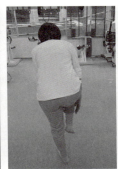 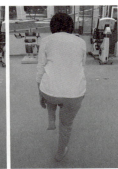

　　　　a．治療前　　　　　　　　　　　b．治療後

図2　片足立ち　▶動画30

3）評価結果より考えられること

　右片足立ちの際に，足部は外側支持となり，体幹は大きく右へ傾斜したため，足部の影響が骨盤回旋させている可能性が考えられた．そこで，後脛骨筋に対する筋・筋膜リリース後に片足立ちを実施すると，骨盤の左回旋は軽減した．しかし，疼痛は消失することはなく，VASでは4/10となった．

　骨盤底筋群は，静止位置が坐骨結節ライン上であるため，低緊張であることがわかる．また随意収縮は弱く，腹直筋離開を修正すると骨盤底筋群の頭側への挙上が可能であった．そこで骨盤底筋トレーニングを行うと，片足立ち時の恥骨痛は軽減した．よって問題点としては，①腹直筋離開による骨盤輪不安定，②骨盤底筋群機能の低下，③後脛骨筋の過緊張による右足関節関節可動域制限をあげ，足関節の調整と腹直筋離開の修正における骨盤底筋トレーニングにより，骨盤輪の安定化と骨盤底部の支持性の向上を図ることとした．

4）治療プログラム

　①後脛骨筋の筋・筋膜リリース，②ハムストリングスの筋・筋膜リリース，③脊柱および骨盤底筋の可動性向上，④腹直筋離開を修正した位置での骨盤底筋トレーニングおよび腹横筋トレーニング，⑤体幹を安定させて四肢を動かすエクササイズ，⑥動的安定化エクササイズ（不安定板上での重心コントロールエクササイズ；図3）を行った．

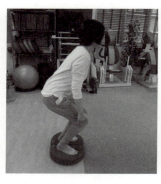

図3　動的安定化エクササイズ
骨盤底筋群の随意収縮と股関節の屈曲を意識しながら，不安定クッション上での重心コントロールやスクワットを実施した

5）ホームエクササイズ

①後脛骨筋の筋・筋膜リリース，②四つ這い股関節屈曲および胸椎伸展エクササイズ，③四つ這いでの骨盤底筋および腹横筋トレーニングを実施した．

6）治療経過

骨盤底筋トレーニングは，初期では背臥位で開始したが，3週目からは骨盤底筋トレーニングに腹横筋トレーニングを合わせて行う目的で，四つ這いでのトレーニングも開始した．介入2カ月目では，骨盤底筋群の機能はPERFECTスキームでP4，E7，R5および速い収縮も向上し，腹直筋離開は頭部挙上時に2横指となった．恥骨痛は，介入2カ月目で症状がほぼ治まってきたが，夜になると子宮の下垂感が残った．そのため，骨盤に対する胸郭の可動性エクササイズおよび座位や立位による骨盤底筋群収縮時の上下肢コントロールやバランスエクササイズを実施し，より動的な環境下での腹圧コントロールの向上を図った．また，腹圧が骨盤底部にかかりやすいリフティング動作（持ち上げる動作）などの日常生活動作における適切な身体の使い方を指導した．介入8カ月目では，右片足立ち時の骨盤回旋が軽減して恥骨痛が消失し（**図2**），臓器下垂感も消失したため介入は終了となった．

2. 尿失禁を有する症例

1）症例紹介

- 主訴：32歳，初産の女性．トイレに間に合わずに尿がもれる．
- 分娩状況：自然分娩，胎児の重さは3,414g，会陰裂傷はⅡ度，会陰切開は左側切開．
- 妊娠前の状況：妊娠前より腰痛がある．
- 妊娠中の状況：産後のトラブル（産後1週間）があり，1カ月健診時にも残存している．

2）初回評価

- 姿勢：骨盤は後傾・前方偏位，胸郭は後方偏位，頭部は前方偏位していた．矢状面では下腹部より骨盤内臓器の下垂が認められた（図4）．
- 疼痛：疼痛や運動器症状は，まったく認められなかった．
- 股関節可動性：問題なし．
- 腹直筋離開：安静時では8横指で，頭部挙上にて6横指となった（図5）．腹部および白線の筋緊張は著明に低く，頭部挙上時の指の深達度は深かったため白線の緊張が確認できない状況であった．骨盤底筋群の収縮をして頭部挙上を実施すると，やや白線の緊張が向上したが，指の深達度は深いままであった．
- 骨盤底機能：安静時の会陰腱中心の位置は，両坐骨結節を結んだライン上にあり，骨盤底筋群は軽くピクピクと動く状況であるが，十分な挙上は困難であった．キューイングは，尿を止めるようにしてもらうことで骨盤底筋群の収縮を促すことができた．腹直筋離開部を正中に寄せた状態では，骨盤底筋群の随意収縮はより可能であった．PERFECTスキームは，P2，E1，R3で速い収縮が困難であった．
- 腹圧コントロール：咳やASLRテストでは，腹部の膨隆が著明にみられ，随意収縮によるコントロールも不良であった▶動画31．
- 腹横筋の機能低下：腹横筋の収縮困難がみられた．

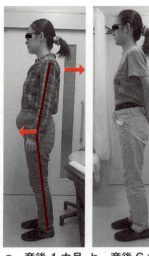 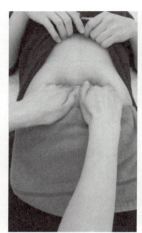 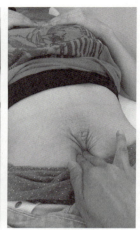

a. 産後1カ月　b. 産後6カ月　　　　a. 産後1カ月　　　b. 産後6カ月

図4　矢状面における姿勢の変化　　図5　腹直筋離開の変化

3）評価結果から考えられること

　矢状面の姿勢評価における下腹部の下垂および重度の腹直筋離開により，腹横筋の機能低下が考えられた．さらに会陰腱中心が坐骨結節ライン上にあるため，骨盤底筋群は低緊張になっていること，また随意収縮は挙上が困難であったことから，腹横筋および骨盤底筋群の機能低下が著しいことが考えられた．このため，骨盤底部で臓器の支持が弱く，腹圧上昇により尿意切迫を伴った尿失禁が生じていたと考えられる．よって問題点としては，①重度の腹直筋離開および②骨盤底機能の低下により腹壁の支持ができず，下腹部に向かう腹圧に対して骨盤底部が支持できていないため尿失禁が生じていると考えれる．そこで，腹直筋離開を修正したうえで骨盤底筋トレーニングを行い，腹横筋および骨盤底筋群の機能向上を図ることにした．

4）治療プログラム

　①腹式呼吸（1日10回×2～3セット），②腹直筋離開部を正中位に寄せた状態での骨盤底筋トレーニング，③腹横筋トレーニング（1日10回×2～3セット）を行った．

5）治療経過

初回時より，治療プログラムの①と②の運動指導を背臥位で実施した．②の骨盤底筋トレーニングは収縮持続時間2秒×3回×10セットとし，1日30回となるように指導した．セット間の休息時間は，初期は筋力が弱いため，休息も長めにとりながら，筋力の状況に合わせて，収縮時間や回数を変更した．産後2カ月目では尿意切迫感は残存したが，収縮持続時間は4秒を5回行うことが可能となった．また，尿意切迫感が出現しても骨盤底筋に随意収縮を入れるとコントロール可能であった．このころには，随意収縮中の呼吸のコントロールも可能となっていた．よって，ホームエクササイズを変更し，骨盤底筋トレーニングを1日に収縮持続時間4秒×5回×6セットとなるよう指導した．さらに，腹横筋トレーニングを四つ這いにて開始した．

産後3カ月目には尿意切迫感は消失し，骨盤底筋群の随意的な挙上も可能となり，収縮持続時間は6秒間を6回行うことが可能となった．腹直筋離開は，安静時では6横指まで頭部挙上時では4横指まで改善した．腹圧のコントロールは，股関節・膝関節屈曲位での下肢の挙上においてコントロール可能となり，ASLRテストもコントロール可能であったが，両下肢挙上は腹部膨隆が著明に認められた▶動画32．ホームエクササイズでは，骨盤底筋トレーニングを1日に収縮持続時間6秒×6回×5セット指導し，さらに腹圧のコントロールを目的として，骨盤底筋群の収縮に下肢の挙上運動を組み合わせて行うようにした．

産後6カ月目には，運動器症状および排泄症状はまったくなくなり，腹直筋離開は2横指となった．しかし，腹圧コントロールは不十分さが残り，両下肢挙上では腹部の膨隆がやや認められた．また，咳において骨盤底筋群の随意収縮あり（knackあり）となし（knackなし）では，随意収縮なしは随意収縮ありに比べて，腹壁が依然として外側に膨隆する症状が確認できた▶動画33．そのため，赤ちゃんの抱き上げなどのリフティング動作前に骨盤底筋群の随意収縮を必ず行うように指導した．

第Ⅶ章　主な症例に対するアプローチの実際

3．右股関節痛を有する症例

1）症例紹介
- 主訴：65歳，女性．右股関節が痛くなる．歩きはじめや，特に立ち上がろうとした瞬間にガクッして力が入りにくくなる．なお，両坐骨に疼痛がある．
- 既往歴：約17年前に子宮筋腫にて子宮全摘出および左卵巣を摘出する．63歳の時，左手首を骨折する．
- 分娩歴：28歳および32歳で自然分娩，産後に腰痛あり，咳やくしゃみで尿もれもあったが，ヨガを始めてなくなった．
- 運動習慣：ヨガやストレッチを週1回実施している．

2）初回評価
- 姿勢：骨盤は後傾して左回旋，胸椎は後弯して左回旋，腰椎は屈曲していた（図6）．
- 疼痛：立ち上がりの瞬間，右股関節屈曲の前面および後面部に疼痛が時折出現した．立ち上がり評価時には，疼痛の再現はみられなかった．
- 股関節可動性：右股関節では，屈曲は100°で，伸展は10°で，内旋は5°で，外旋は35°で疼痛が出現した．左股関節では，屈曲は問題ないが，内旋は15°まで，外旋は40°までは疼痛の出現はなかった．なお，右は梨状筋の過緊張があった．股関節周囲筋のMMTは問題はない．
- 右足部：外反母趾が認められた．
- 呼吸時の胸郭および腹部の可動性：胸郭下部で低下しており，腹式呼吸の際に下腹部，特に右下腹部で低下していた（図7）．
- 腹直筋離開：腹部には腹直筋離開があり，安静時では3横指，頭部挙上では2横指であった．また，臍下に10cmにわたる術創部があり，特に下方3cm程度においては動きが乏しくなっていた．腹部の術創部右側は緊張が高く，最大腹直筋離開部の左右の外側に圧痛が認められ，頭部挙上でより疼痛が憎悪した．この疼痛も右で特に強くなっており，VASで右3/10，左2/10であった．腹横筋は収縮困難であり，右腹部

194

3 右股関節痛を有する症例

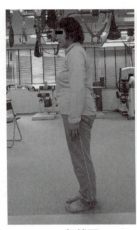 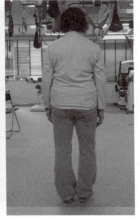 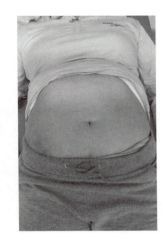

a. 矢状面　　b. 前額面

図6　姿勢の評価

図7　腹部の機能評価
▶動画 34

は吸気および呼気で筋・筋膜の滑走不全があった．

- 骨盤底機能：腹式呼吸の際，右肛門挙筋には下制が認められず，右肛門挙筋の過緊張が認められた．随意収縮は弱いが，頭側へ挙上可能であった．しかし，持続的な収縮は困難であり，吸気で収縮が抜けてしまう状況であった．
- 立ち上がりおよび片足立ち姿勢：右骨盤挙上の左荷重があり，立ち上がり時には股関節伸展域にて股関節の骨頭の前方偏位が認められた．右片足立ちでは骨盤左回旋が増加し，knee-inおよび体幹右側屈が認められた．左側に比べて不安定性が強い状況であった．この際，腹横筋または骨盤底筋群の随意収縮を実施して片足立ちを行うと，安定性が向上した（**図8**）．

3）評価結果から考えられること

　呼吸時の胸郭および腹壁の可動性低下と腹式呼吸時における下腹部の動きの低下から，本症例は術後の癒着により，右腹壁の筋・筋膜の滑走不全が生じ，腹横筋・骨盤底筋群を機能的に使用できない状況にあったと考えられる．そのため，筋・筋膜の連結が強い同側の股関節に対しても影響が及び，運動時痛や運動制限を引き起こしていたと考えられる．筋・筋膜リリース直後に

第Ⅶ章　主な症例に対するアプローチの実際

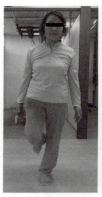 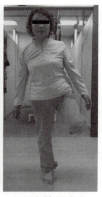 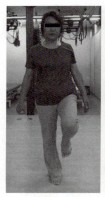 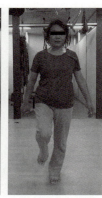

　a．左片足立ち　　　b．右片足立ち　　　　　a．左片足立ち　　　b．右片足立ち

図8　初回評価時の片足立ち　▶動画 35　　**図9**　治療後の片足立ち　▶動画 36

　股関節は可動性が著明に改善し，疼痛も消失することから，股関節の構造的な問題はないと思われる．したがって，術創部や右腹壁および股関節過緊張筋の筋・筋膜リリース後に，骨盤底筋群・腹横筋をはじめとする腹横筋と骨盤底筋群の動的安定化トレーニングや，バランストレーニングが必要である．

4）治療プログラム

　①腹式呼吸を用いた創部および右腹部の筋・筋膜リリース，②右股関節過緊張筋の筋・筋膜リリース（梨状筋），③腹横筋エクササイズ，④腸腰筋エクササイズ，⑤座位・立位での動的安定化エクササイズを，2週に1回実施した．

5）治療経過

　治療を開始し，1カ月目には，腹壁の筋・筋膜の滑走不全が改善し始め，右股関節の関節可動域が改善した．屈曲と内旋の可動域が大きく改善しただけでなく，疼痛も消失した．2カ月目には骨盤の左回旋は軽減し，腹壁の機能が向上したためか，股関節の痛みは軽減してきており，立ち上がり直後の力の入りにくさも頻度が減った．また以前に比べて片足立ちの際，体幹の安定性は向上し，右片足立ちでは体幹をアップライトに保持したまま片足立ちを実施することができるようになった（**図9**）．

田舎中 真由美（たやなか まゆみ）

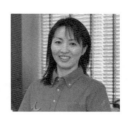

【略 歴】
1995 年	3 月	信州大学 医療技術短期大学部 理学療法学科 卒業
1995 年	4 月	熱川温泉病院
1998 年	10 月	信州大学 医療技術短期大学部 理学療法学科 非常勤研究員
1999 年	4 月	インターリハ
2003 年	4 月	フィジオセンター
2009 年	4 月	文京学院大学 ウィメンズヘルス非常勤講師

まゆみんが教える!! 骨盤底機能
～腰痛・骨盤帯疼痛や尿失禁に対する評価とアプローチ【Web動画付き】

発　行　2019 年 10 月 6 日　第 1 版第 1 刷 ©
著　者　田舎中真由美
発行者　濱田亮宏
発行所　株式会社ヒューマン・プレス
　　　　〒244-0805　横浜市戸塚区川上町167-1
　　　　TEL 045-410-8792　FAX 045-410-8793
　　　　https://www.human-press.jp/
装　丁　関原直子
印刷所　株式会社双文社印刷

　　　本書の無断複写・複製・転載は，著作権・出版権の侵害となることがありますのでご注意ください．

ISBN 978-4-908933-25-7　C 3047

JCOPY ＜出版者著作権管理機構　委託出版物＞

　　　本書の無断複製は著作権法上での例外を除き禁じられています．複写される場合は，そのつど事前に，出版者著作権管理機構（電話 03-5244-5088，FAX 03-5244-5089，e-mail : info@jcopy.or.jp）の許諾を得てください．

胸郭運動システムの再建法 第2版
呼吸運動再構築理論に基づく評価と治療

Web動画付

Web動画で繊細なテクニックと
その効果までが鮮明にわかる最新作

B5 320頁 2017年 ISBN:978-4-908933-06-6 定価(本体6,000円+税)

編集 柿崎藤泰

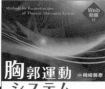

第2版では,日進月歩で進化している本手技の中核をなすポジショニングの大幅な変更や高齢者における予防や症例に対するアプローチを追加.さらには最新の研究データに裏打ちされたメカニズム解明から治療応用までを豊富なカラー写真と動画で,前書を超えて理解可能とする.特に呼吸器官である胸郭を運動器官として捉え,今までの盲点を突き,破綻した呼吸や姿勢活動を再建する,新しい知見と臨床技術が獲得できる真の実践書である.

Contents

第I章 胸郭運動システムとは
1. 胸郭運動システム
 - 胸郭運動システムの概念
 - 胸郭運動システムの異常
 - 胸郭運動システムの再建

第II章 胸郭の運動特性
1. 胸郭の機能的特徴
 - 胸郭の機能的特徴
2. 胸郭の3つの運動パターン
 - 上下の関係をもつ胸郭運動
 - 左右の関係をもつ胸郭運動
 - 対角線の関係をもつ胸郭運動

第III章 胸郭運動システムの概要
1. 胸郭のアライメント
 - 胸郭表面でみられる「うねり」形状
 - 胸郭アライメントの評価方法
2. 肋椎関節の可動性
 - 可動性を決定付ける要因
 - 機能的意義
 - 肋椎関節の柔軟性の高まりによって起こる筋機能低下の一例
3. 骨盤運動と胸郭運動の関係
 - 胸椎から仙骨までの配列
 - 寛骨と仙骨の連鎖
 - 胸郭に対する骨盤の回旋-屈曲向上メカニズムと伸展向上メカニズム

第IV章 胸郭運動システムの再建にかかわる中心的要素
1. 下位胸郭の内方化
 - 下位胸郭の内方化(wrapping action)とは
 - 2種のwrapping action
 - 左側内腹斜筋と外腹斜筋のtask switching
2. 胸郭形状と腰方形筋との関係
 - 左側腰方形筋の運動関与と胸郭のニュートラル化
 - 左側腰方形筋の活動が胸郭のニュートラル化を引き起こすメカニズム
 - Wrapping actionにおけるtask switchingと左側腰方形筋の運動関与
 - 腹臥位での左側下位胸郭と浮遊肋に対するアプローチ
 - 側臥位での左側下位胸郭と浮遊肋に対するアプローチ
3. 胸郭形状をニュートラルにするためのポジショニング
 - 目的
 - 背臥位での胸郭形状のニュートラル化

第V章 機能解剖学的視点からの胸郭と体幹筋の関係
1. インナーユニット(主に横隔膜)
 - 胸郭運動システムにおけるインナーユニット(主に横隔膜)の役割
 - 臨床上で観察されるインナーユニットの病態
 - 評価
 - 胸郭運動システムの再建につながる考え方
2. 広背筋と下後鋸筋
 - 胸郭運動システムにおける広背筋と下後鋸筋の役割
 - 臨床上で観察される広背筋と下後鋸筋の病態
 - 評価
 - 胸郭運動システムの再建につながる考え方
3. 腰方形筋
 - 胸郭運動システムにおける腰方形筋の役割
 - 臨床上で観察される腰方形筋の病態
 - 評価
 - 胸郭運動システムの再建につながる考え方
4. 腰部多裂筋
 - 胸郭運動システムにおける腰部多裂筋の役割
 - 臨床上で観察される腰部多裂筋の病態
 - 評価
 - 胸郭運動システムの再建につながる考え方
5. 大胸筋と僧帽筋下行部線維
 - 胸郭運動システムにおける大胸筋と僧帽筋下行部線維の役割
 - 臨床上で観察される大胸筋と僧帽筋下行部線維の病態
 - 評価
 - 胸郭運動システムの再建につながる考え方
6. 前鋸筋と外腹斜筋
 - 胸郭運動システムにおける前鋸筋と外腹斜筋の役割
 - 臨床上で観察される前鋸筋と外腹斜筋の病態
 - 評価
 - 胸郭運動システムの再建につながる考え方
7. 腹部前面4筋
 - 胸郭運動システムにおける腹部前面4筋の役割
 - 臨床上で観察される前鋸筋および外腹斜筋の病態
 - 評価
 - 胸郭運動システムの再建につながる考え方
8. 脊柱起立筋群(表在筋)
 - 胸郭運動システムにおける脊柱起立筋群(表在筋)の役割
 - 臨床上で観察される脊柱起立筋群の病態
 - 評価
 - 胸郭運動システムの再建につながる考え方
9. 頸部筋群
 - 胸郭運動システムにおける頸部筋群の役割
 - 臨床上で観察される頸部筋群の病態
 - 評価
 - 胸郭運動システムの再建につながる考え方
10. 肩関節周囲筋群
 - 胸郭運動システムにおける肩関節周囲筋群の役割
 - 臨床上で観察される肩関節周囲筋群の病態
 - 評価
 - 胸郭運動システムの再建につながる考え方
11. 菱形筋と上後鋸筋
 - 胸郭運動システムにおける菱形筋と上後鋸筋の役割
 - 臨床上で観察される菱形筋と上後鋸筋の病態
 - 評価
 - 胸郭運動システムの再建につながる考え方
 -右側肩甲骨内転運動

第VI章 胸郭運動システムの再建を行うための糸口
1. 肩と胸郭の関係
 - 定型的な胸郭形状と肩甲骨アライメント
 - 相反する肩甲骨アライメントを産生する理由
 - 肩甲骨周囲筋の特徴的な動き
 - 肩甲帯からの理学療法介入のポイント
 - 肋骨回旋テスト
 - 肩甲骨アライメントおよび肩甲胸郭関節の評価
2. 足部と胸郭の関係
 - 足部と上下の関係をもつ胸郭運動
 - 足部と対角線の関係をもつ胸郭運動

第VII章 パフォーマンスの向上
1. スポーツ
 - 胸郭運動システムの再建がスポーツに与える影響
 - 前額面
 - 矢状面
 - 水平面
2. 呼吸
 - 呼吸パフォーマンスの概念
 - 胸郭運動システムからみた呼吸パフォーマンスの概念
 - 胸郭運動システムを考慮した呼吸評価
 - 胸郭運動システムを応用した理学療法の実際
3. 高齢者の転倒予防
 - 胸郭運動システムからみた高齢者の転倒予防
 - 臨床上で観察される高齢者の特徴とその評価
 - 胸郭運動システムを応用した理学療法の展開

第VIII章 胸郭運動システムを用いた臨床例
1. 頸椎側屈動作により左上肢痛と痺れを呈する頸椎椎間板ヘルニア症例
2. 変形性肩関節症を呈しリバース型人工肩関節置換術を施行した症例
3. 伸展向上メカニズムを用いた立ち上がり動作の改善
4. 腰椎前・多裂筋機能不全を呈した非特異的腰痛症例
5. 胸椎後彎位の悪化により腰椎部に圧潰ストレスが加わった第5腰椎圧迫患者に対する症例
6. 歩行時に左股関節の疼痛を呈する腰部脊柱管狭窄症
7. 膝関節のコントロールに対する理学療法の一考察
8. 胸郭と足部の関係から展開する膝関節痛を呈する症例
9. 歩行時の転倒リスク軽減を目的とした治療戦略
10. 座位姿勢の悪化により呼吸パフォーマンスの低下を呈するCOPD症例

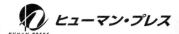

〒244-0805 神奈川県横浜市戸塚区川上町 167-1
TEL:045-410-8792 FAX:045-410-8793
ホームページ:https://www.human-press.jp